嚴浩秘方

治未病

養生達人——嚴浩 編著

萬里機構‧得利書局

自序

這一本書的重心是介紹生物共振。兩千多年前一位偉大的希臘醫生創立了今天世界的主流醫學，而利用生物共振改善健康的發明則開始在大概三十年前，由一位德國科學家開始。其實生物共振好比中國人早在五千年前就已經發現的氣功，是中國人首先發現了空間存在着能量，一直到了現代，感謝世界已經進入一個電腦新紀元，德國科學家利用現代科技把空間能量轉化成西方最擅長的機械儀器和數字，成功地把生物共振應用在改善健康上。生物共振儀甚至可以帶回家為每一位家人改善健康，好像一個隨身氣功師。以我個人與用家使用生物共振的經驗，我可以大膽預示：生物共振將大大減輕社會和個人花在健康上的巨大費用。

我在報上的專欄是屬於大眾的，歡迎每一個人來分享健康知識和生活經驗。我在專欄中分享健康知識，也經常提醒讀者我不是醫生，有病請記得看醫生，我提倡的是個人健康個人負責，不要把自己搞到無法收拾的關頭才請醫生收拾爛攤子。

我們無法掌握生命的長度，但可以改善生命的質量。

專業知識並非、也不應該只掌握在專家手上，每人都應該從現代發達的資訊渠道學習專業知識，尤其是對自己和家人最為重要的健康知識。在歐洲中世紀，書本和文化的傳播都被控制在教士手上，起因是，西歐文化自公元三世紀以來已經衰落，到了中世紀初期，日耳曼人上自國王，下至平民，都是文盲，當時有文化的人只有教士，在中世紀最初的幾百年間，教士是西歐古典文化的唯一繼承者，全歐洲只有教士還在鑽研古典文化的各項成果，包括畢達哥拉斯的數學著作，歐幾里德的幾何學，阿基米德的物理學……教士成了科學和文化的唯一「專家」。中世紀的歐洲沒有人權，連學習文化和自由思想的基本權利都沒有，黑暗大陸的起因不是教會專橫，是社會從上到下甘願把掌握知識的權利送到一群「專家」的手上。

目錄

2 自序

7 第一章 癢死又咳死 便秘禍害多

8 枕頭上的黑社會
9 讓塵蟎活不下去秘法
11 淨化空氣誰第一
12 知道怎樣清潔枕頭嗎？
14 實戰牛皮癬
16 濕疹、牛皮癬食療
18 打倒暗瘡一、二、三
20 打倒暗瘡、黃褐斑
21 濕疹天然療法
23 從內到外打倒濕疹秘方
25 如何令小兒回復嫩滑肌膚
26 抗生素破壞腸道健康
28 不要站在岸上學游泳
30 膚安霜有效改善濕疹
32 讓人間多一分希望
34 咳到我想死！
35 秋天必煲第一湯
37 常年夜咳無有怕
39 愛凍飲，無靚女
41 戒煙秘方一、二、三(之一)
42 戒煙秘方一、二、三(之二)
44 戒煙秘方一、二、三(之三)
45 戒煙秘方一、二、三(之四)
47 便秘的禍害
49 便秘引起的怪病
51 便秘是一切疾病的禍首
52 三十二歲已要靠洗腸去廁所

54 第二章 自閉因何事 「毒海」中浮沉

55 尋找歐洲隱世醫學
56 六歲以下最易中毒
58 孩子是這樣中招的
60 慢性病可能是重金屬中毒
61 魚和海鮮害了孩子
63 我們都在「毒海」浮沉
64 排毒方法一、二、三
66 歐洲隱世醫學立足於宇宙能量
68 重金屬遺毒三代
69 出生便是程咬金
71 孕婦和哺乳媽媽絕不可排毒
72 家中大小都需要排毒
74 母子都重金屬中毒
76 大部份自閉症是由飲食引起
77 改善排便、自閉與多動
79 亂吃六天變腦殘
81 暴飲暴食＝毒品上癮
82 愈肥愈不開心
84 腦退化可以從孩童開始
85 自閉、多動大部份病在腸道
87 吃貴藥又吃冤枉藥

88 三大致肥原因
90 你有自閉症嗎？
92 自閉多動食療秘方
93 放任孩子吃垃圾食物的結果
95 其實醫生不懂自閉症
96 自閉症無有怕
98 感人的母親來信
99 孩子的情緒改善了
101 孩子懂得害羞了
103 濕疹、自閉有辦法
104 生物共振幫助細胞運動
106 你是否孩子的加害者
107 甚麼食物有麥麩？
109 甚麼食物無麥麩？
111 是你讓殺手進入孩子身體
112 今天不理，明天噩夢
114 年紀輕輕就死亡
115 自閉症同時有濕疹

117 第三章　生物有頻率　新法治未病

118 與萬物存亡直接掛鈎
119 肝腎同源，振頻一樣
121 搞得自己不似人形
123 生物共振儀可以帶回家
124 人與草木同出一處
126 難道拍到了「鬼影」？
127 「鬼影」是怎樣拍到的
129 最上乘的醫術
131 當男人患乳癌的關頭
132 快退休卻百病纏身
134 先有波頻才有我
135 退化是否無藥可醫？
137 生物共振儀輔導健康
138 強身健體新方法
140 生物波其實是「氣」
141 誰最需要生物共振幫手
143 六十後用生物波保養
145 我們引進了生物共振儀
146 德國偷走了氣功
148 生物波幫助化療後康復
150 敵人是你自己
151 有生物波冇「漢奸」
153 你是否已經中招？
154 能量塔Vs電磁魔
156 「迷你WE能量」促進新陳代謝
157 「迷你WE能量」改善睡眠
159 搞到自閉又死精蟲
160 中電子污染的徵狀
162 新時代的健康儀器
163 度身訂造的食療
165 食療變得更科學化
166 月亮人抗菌能力低

168 第四章　食療益你我　新知學不完

169 你每天喝夠水嗎？
170 絕對天然免費營養素
172 桑葉竟然等同人參
173 有桑葉，無肥人
175 滋陰減肥桑葉茶飲法
176 桑葉茶實戰分享
178 蔬果汁有治療作用
180 吃奇異果會增加體重？
181 改善肝炎的蔬果汁

183 豐富健康食譜
184 明目三明治
186 明目去翳枸杞花茶
188 柚皮薏仁粟米粥
190 玉竹蒸海參
192 玉米鬚燉蚌肉湯
193 遺精、不孕無有怕
195 黃精杞子燒海參
197 玉米鬚海帶消浮腫
199 綠豆金銀花去濕疹
201 川貝治好了甲亢（上）
202 川貝治好了甲亢（下）
204 減壓安眠好介紹
205 幫助入睡的食療
207 提升免疫力的天然偉哥
208 劃時代的新發明——霧化蜂膠
210 霧化蜂膠是細菌殺手
211 抗流感防非典
213 蜂膠擴散器放在床邊
214 蜂膠殺滅車中細菌
216 扁桃腺炎反覆發作
218 軀殼中的蠻荒世界
219 如果人類不是有性繁殖
221 慢性炎症的食療
223 鄭重介紹有機蒜頭水
224 蒜頭水加益生菌 明顯改善健康
226 流感季節須注意事項
228 黑色的婚紗
229 灰色的醫生長袍
231 西藥無法令免疫系統恢復正常
232 「心亂跳」了半輩子
234 連度假都是壓力
235 如果我得了重病
237 咖啡店中的紙杯
239 我體內的紙杯膜
240 誰能辨我是雌雄
242 男性有滅族危險
243 惡補化學求活命

245
第五章　未病先防治　老中醫養生
246 一切藥物都是治標
248 病是正常生理現象
250 違背養生等於衝紅燈
252 病好之前有好轉反應
254 吃出一堆病來
256 健康長壽與心態掛鈎
258 「食腦」的人也容易咳
260 每天走萬步，走到一零九
261 教你如何不想它
263 一不怕死，二不怕病
265 壯陽秘方
267 人好比風箱
269 「養陰」指哪個部位？
271 身體中的自癒軟件
273 面對壓力像隻受傷野獸

275
第六章　女人有秘方　凍齡又健康
276 女人原來要多吃蕉
278 乳房不喜歡酒精
280 女人一年需要幾次性高潮？
282 女人一定要吃的食物
285 想要生育，多曬太陽

第一章

癢死又咳死　便秘禍害多

塵蟎是引起過敏性疾病、加重哮喘的元兇之一。室內的空氣濕度保持在百分之五十至六十，塵蟎便無法活下去。

秋天必煲第一湯：龍脷葉（中藥房有售）一兩，南北杏合共一兩，鮮馬蹄去皮五兩，鮮豬肺（洗淨）一個，清水適量……

常年夜咳無有怕。用一塊老薑，切開，單面用火烤（燂）熱，在頸後衣領位置，頭髮綫與第一節脊椎骨之間輕輕擦，每天擦，擦三至五分鐘，不要擦破皮膚。

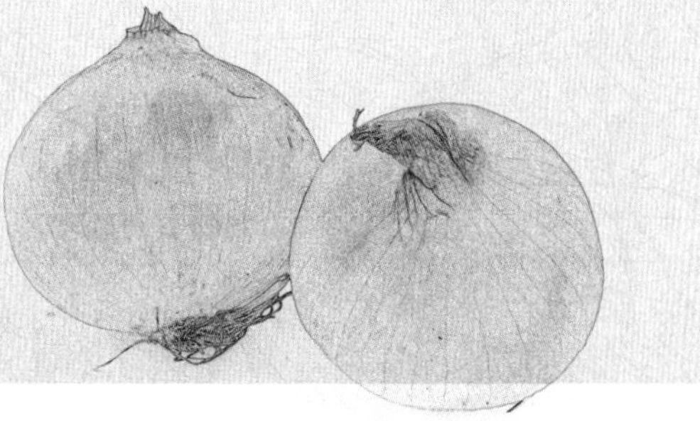

枕頭上的黑社會

美國電視上有個節目叫《地獄酒店》，其中一個片段是工作人員把房間的燈熄掉，用紫外光照外表已洗乾淨的床單、被褥和枕頭。在紫外光下，歷年顧客留下的種種體液痕迹一覽無遺，無比噁心。

現在把焦點轉到我們的臥室，我們的枕頭到底有多髒？

據美國生活科學網站報道，在我們每晚睡覺的枕頭上，有個龐大的「黑社會」。在這個無形的「黑社會」裏，有一個完整的生態系統，內裏擠滿樣子長得像外星生物的塵蟎，還可能有致命真菌——曲黴菌。研究的負責人是英國曼徹斯特大學的教授，他介紹説，塵蟎是引起過敏性疾病、加重哮喘的元兇之一。

北京協和醫院過敏反應科尹佳教授在一個電視節目裏説，實驗表明，幾十年沒洗過的枕頭中，有三分之一是塵蟎的糞便和屍體。此外，一份調查報告也顯示，一個三年沒洗的枕芯裏，每克塵土裏的塵蟎含量超過一萬隻；一個五年沒清洗過的枕

塵蟎是引起過敏性疾病、加重哮喘的元兇之一……如何殺菌？太陽，陽光中的紫外綫有無上殺菌力量。

芯，重量會比剛買時增加百分之二十。這百分之二十的重量都是塵蟎的屍體和糞便。

我的天！

如何殺菌？太陽，陽光中的紫外綫有無上殺菌力量。但這樣還不夠，因為引起人體過敏的除了活的塵蟎外，還有塵蟎的屍體和糞便。曝曬只能把塵蟎曬死，但它們的屍體和糞便還留在枕頭上，人一旦接觸了同樣會引起過敏。

正確的方法是：在曝曬後，要在戶外不停地拍打，拍打時要戴上口罩，這樣才能最大程度地清除枕頭上的塵蟎與那些鬼東西。

讓**塵蟎**活不下去秘法

皮膚病、哮喘與鼻敏感患者，因為是過敏體質，所以除了飲食之外，在生活細節上也特別講究。

一、香港的天氣很潮濕，很適合塵蟎繁殖。塵蟎是引起濕疹的其中一個原因，所以要在家中製造一個塵蟎無法繁殖的環境，只要室內的空氣濕度保持在百分之二十至六十，塵蟎便無法活下去。我們可以用抽濕機，有些抽濕機上會標明室內的濕度；也可以用冷氣機，冷氣機需要每年清潔兩次，長期不清潔的冷氣機，內部會滋生病菌，令空氣污染，也會誘發過敏。

另外，可以用空氣清新機，但要先瞭解以下的資訊，某報曾報道過，空氣淨化機極其量只能作為附加的淨化方法，只能夠清除空氣中的花粉、屋塵及黴菌等過敏原，在大量污染物及通風不足的環境下，其實並不能發揮作用。

再者，十款中有三款連安全測試也不過關，包括惠而浦Whirlpool的中國製型號AP33、產地不明的三洋牌Sanyo ABC-VW24及中國製Ion Care牌GH2152；絕大部份空氣清新機更誇大效能，蒙騙消費者。

在僅有的四款有標示淨化速度的空氣清新機中，三款都誇大效能，捷家伴的實際速度較聲稱低百分之二十，惠而浦和Filtrete則低百分之十……（讓塵蟎活不下去秘法・上）

空氣淨化機極其量只能作為附加的淨化方法，只能夠清除空氣中的花粉、屋塵及黴菌等過敏原，在大量污染物及通風不足的環境下，其實並不能發揮作用。

淨化空氣誰第一

其實，空氣淨化機也無法解決那些在地上或傢具上的過敏原，也不能過濾細菌、病毒。

如果不用空氣清新機，還可以用以下的方法。

一、用小風扇保持室內的空氣流通。

二、同時擺放一些可以淨化空氣的植物，按照能力強弱，順次序是：吊蘭、虎尾蘭、蘆薈、常春藤、龍舌蘭、月季。

植物的淨化空氣能力是不可思議的，譬如排第一位的吊蘭，一盆吊蘭在八至十平米的房間，在一直有光（包括燈光）的情況下，二十四小時內可以排除房子中百分之八十六的甲醇，吸收從電器、塑膠製品散發的一氧化碳；兩盆虎尾蘭可以完全淨化一個居室，同時在白天釋放出氧氣；蘆薈、常春藤、龍舌蘭、月季都有這種本事。常春藤還可以消滅從外面帶回來的細菌，吸納連吸塵機也無法吸走的灰塵。

擺放一些可以淨化空氣的植物，按照能力強弱，順次序是：吊蘭、虎尾蘭、蘆薈、常春藤、龍舌蘭、月季。

這些看來不值錢的東西，可以做到的事情是連機器也無法做到，所以我常說，不要忘記我們同樣是大自然的產物，大自然生我們養我們，我們要保護大自然，這樣大自然就可以繼續保護我們。（讓塵蟎活不下去秘法·中）

知道怎樣清潔枕頭嗎？

要除去家中的塵蟎還有以下兩個方法。

一、床單、枕頭套要每周換洗一次。清潔後的寢具，要放在陽光下曝曬一小時；不能曝曬的用料，要擺放在通風處一小時。被褥也需要每周曝曬，又或掛在通風處一次。將枕頭放在陽光下曝曬，不能放在陽光下曝曬的物料，可以裝進一個黑色的塑膠袋，置於陽光下一小時，使細菌在高溫和乾燥下無法生存，然後取出來大力拍打。這時候需要戴上口罩在通風的地方進行。

一、床單、枕頭套要每周換洗一次。二、拖地、洗衣等清潔程式中，不要使用太多化學劑。

二、拖地、洗衣等清潔程式中，不要使用太多化學劑。拖地可以在水中加入檸檬汁或者白醋來殺菌，但木地板除外。木地板可以在清水中加入少量Dettol類的消毒水。洗衣服時也不是洗衣粉放得愈多就愈好，太多洗滌劑不容易徹底清除，殘餘物一樣容易導致過敏。小量洗衣劑中加入Dettol一類的消毒水就足夠了。

如果可以，盡量用肥皂手洗衣物，消毒殺菌的效果比洗衣粉還要好，同時沒有太多化學劑的殘餘物。內衣褲一定要用肥皂洗，襪子也要用肥皂洗；洗衣粉用來清潔大件的、一定要使用洗衣機的物品。

家中養寵物的要小心，不可以用太多Dettol，否則寵物會得皮膚病。

最新的科學產品是歐洲人發明的「蜂膠霧化器」，根據科研資料，可以消除室內空氣中百分之七十的細菌，特別適合在流感季節中抗感冒菌。（請諮詢「食療主義」，2690 3128）（讓塵蟎活不下去秘法・下）

實戰牛皮癬

一直以來不斷有讀者來信分享食療經驗，但也有讀者把經驗直接放網上，讓有需要的人分享，都是很有善心的天使，也一定有福報。

我的書中有不少是治療濕疹和牛皮癬的食療和實戰案例。二零一四年的書展中我有兩本新書，藍色封面的一本叫《嚴浩偏方》，其中包括酸梅治牛皮癬和濕疹的食療。此外，還有關於女性的美麗秘方、保持青春的有效方法、改善前列腺健康的方法、治療膽固醇、血壓高的方法等等。

另外一本叫《嚴浩秘方》，內容包括實戰老人腦退化和小兒自閉症、多動症等等的豐富內容，都是來自我的專欄。我的專欄面向大眾，每天都接受社會的監督和政府部門的監管，所以從來不敢弄虛作假。

牛皮癬很難治，這個食療要感謝讀者蘇恩的分享，是他的一念善心使這個良方能流傳下來。

牛皮癬很難治，這個食療要感謝讀者蘇恩的分享，是他的一念善心使這個良方能流傳下來。

網上流傳的文章如下：「對於不喜愛讀冗長文章的朋友，請勿將此電郵刪除。只需轉寄給你身邊的朋友，或者你這不費吹灰之力的動作，便可以幫助到有需要的人士。本人姓麥。十年前因工作壓力導致免疫力下降而患上俗稱牛皮癬的皮膚病（學名銀屑病）。起初只有左前額近髮綫的位置有一紅點，後來蔓延到左右手的手肘，面積有一個一元硬幣那樣大，看西醫後證實患上牛皮癬，並稱個人免疫力問題，不會傳染但不能根治。因病情不算嚴重，故此只配合含有類固醇的藥膏治療，很快便能痊癒，但很快又復發。

幾年前，再次受壓力的衝擊後，患處擴散到身體多處地方，且日趨嚴重。看西醫後要吃血癌藥三個月，還要觀察肝臟指數有否上升。」（實戰牛皮癬之一）

濕疹、牛皮癬食療

繼續刊登網上流傳的那篇文章。

「兩年內經過三次這樣的療程，患處很快痊癒，但每次復發一次比一次嚴重（通常兩至三個月），副作用會令人十分疲倦，嚴重時兩腳小腿有個半手掌大的患處，其他部位的患處也開始擴大，皮膚呈現紅色，經常脫皮，期間不能穿短褲及短袖衫。半年前開始服用中藥，有改善但很緩慢。感恩的是，好友江先生留意到嚴浩先生介紹讀者蘇恩的分享，說效果奇佳。衷心感謝好友江先生、嚴浩先生及那位讀者。

一、食療非常簡單。二兩黑靈芝和二兩黑豆煲湯，早晚飲用；

二、黑靈芝十五元一兩和黑豆二元一兩，每份湯包共三十四元；

三、湯是四日的份量，毋須其他配料；

四、十碗水，水沸後再煲約半小時熄火，偶要用湯匙擠壓黑靈芝滲出藥湯；

五、倒出一碗飲用，剩下的冷卻後放入雪櫃，第二天取出翻煲，早晚一碗，可

「感恩的是，好友江先生留意到嚴浩先生介紹讀者蘇恩的分享，說效果奇佳。……」

用四天。

六、服後兩星期後患處擴大，還發現其他二十多個新患處，但脫皮現象有改善；

七、三至六星期內，小腿半手掌大的患處開始停止脫皮，及由患處的中間部份開始痊癒。痊癒範圍由中間伸展，直至到第六個星期，只留有一個圍着舊患處的大紅圈。新發現的患處亦沒有擴大並開始痊癒；

八、到第八個星期，小腿患處只剩下數紅點，其他部份已痊癒；

九、飲用過程並未發現副作用；

十、打算只飲用三個月便會停止，再過三個月才再次飲用；

十一、切記戒口：特別忌吃牛肉、蝦、蟹、鴨、鵝、筍等食物。」

這方法也適合濕疹。建議每次服用加上一湯匙現磨的亞麻籽粉，功效更佳。亞麻籽粉在磨好十五分鐘之後就開始氧化。可以用磨咖啡的機器。（實戰牛皮癬之二）

打倒暗瘡一、二、三

暗瘡（痤瘡）不止出現在年輕人群中，有人一生都要對付暗瘡。

為甚麼會長暗瘡？主因是愛吃油膩、辛辣的食物，高脂肪、高糖、高鹽飲食、長期便秘，累積引發脾胃積熱生濕。飲食不當引起油脂分泌過量、皮膚上太多細菌、毛囊內細胞分裂過份活躍；生理變化或者壓力也會引起荷爾蒙失調，引起油脂過量分泌。

鋸齒棕是平衡荷爾蒙的高手，含豐富脂肪酸，其中的植物固醇強化免疫系統，自古以來都是美國印第安土著的天然殺菌劑和補品。鋸齒棕加礦物質鋅是對付暗瘡的有效食療。鋸齒棕相對安全，但不適合孕婦和準備做手術的人，因為它有薄血功效，所以服用薄血丸的人要小心。如果服用後肚子有一點痛或者頭暈，就是吃太多了，或者不適合你。建議一切希望通過食療改善健康的人，先去做一個「生物共振」測試，為自己度身訂做一套食療。

鋸齒棕加礦物質鋅是對付暗瘡的有效食療。

蘋果醋對改善不嚴重暗瘡有效：

一湯匙蘋果醋，配三湯匙溫水，塗在患處，稍微按摩，讓它自乾。蜂蜜、肉桂面膜平衡皮膚的pH值：一茶匙肉桂粉，兩茶匙蜂蜜敷臉上，大約二十分鐘後清洗。蛋白面膜有效吸走皮膚上的油，同時使皮膚收緊：用兩到三個雞蛋白，攪拌到有泡，當面膜敷大約二十分鐘。

抗生素和各種數不清的皮膚膏，都可能無法治好暗瘡，如果到了這個地步，會有醫生開避孕藥給病人，但患者往往只是個小女孩子。長期服用避孕藥有可能不孕，我的讀者中有不少這樣的年輕女性。建議用以上方法內服加上外敷，連囊腫性暗瘡都可能改善，當然要戒口，少肉、多新鮮蔬果、不可以晚睡、不可以給自己壓力。加上每天喝五克桑葉茶更好，必須多喝水，每天服用蒜頭水、益生菌，腸道健康，皮膚才白嫩。「食療主義」有以上食材。

打倒暗瘡、黃褐斑

不少人到了中年還要面對痤瘡，飲食不當是主要原因。桑葉含有豐富谷胱甘肽，有強大解毒作用，把體內有害毒物轉化為無害的物質排出體外，對消除痤瘡有重要意義。

對不愛吃蔬菜的人，建議將桑葉渣細細嚼爛後吞下，桑葉的膳食纖維比普通茶葉多好幾倍，能將吸附於腸壁的宿便排出體外，能有效消除便秘，大幅度減少毒素的反覆吸收，因而可減少許多皮膚病，尤其是痤瘡，有效率達到百分之八十九以上。

要改善暗瘡，建議將桑葉與鋸齒棕和礦物質鋅一起服用，或者同時服用益生菌與蒜頭水，應該半個月開始見效。暗瘡平復後要注意飲食，不要再讓腸道積累宿便，建議每天繼續喝桑葉茶、服用益生菌與蒜頭水。

桑葉茶對臉部的褐色斑有奇效，服用方法與上同，同時服用益生菌與蒜頭水，一個月左右斑塊開始消退或色素變淺。需要調整飲食，必須多喝水（桑葉茶每小時

桑葉含有豐富谷胱甘肽，有強大解毒作用，把體內有害毒物轉化為無害的物質排出體外，對消除痤瘡有重要意義。

一杯，一天八杯），吃各種豆類、豆腐、豆芽。將桑葉茶渣攪爛成漿，敷在臉上，有改善雀斑、黃褐斑的作用，「使肌膚美白增色、光潔如玉，桑葉富含黃酮甙、酚類、氨基酸、有機酸、胡蘿蔔素、維生素及多種人體必需的微量元素，對改善和調節皮膚組織的新陳代謝，特別是遏制色素沉着的發生和發展均有積極作用。」長期口服加上外用會有更好的效果，腸道乾淨才有美白的肌膚，益生菌與蒜頭水是最好的良伴。

以上的食材在「食療主義」都能找到，佐敦站E出口，德成街4-16號地舖，電話：2690 3128。

濕疹天然療法

我答應過不斷更新打倒濕疹的方法，每次更新基礎在已經有成功案例的非藥物療法上。先重溫上一輪介紹的方法。

一、全食療；二、布緯食療加油拔法；三、食療加營養補充劑……三種方法可能適合不同的人，但似乎第三種更有普遍性，見效也比較快……

一、全食療，黑靈芝黑豆煲湯，詳細方法請參考《嚴浩食療實戰錄》。

二、布緯食療加油拔法，詳細請參考《嚴選偏方》。

三、食療加營養補充劑，方法：一）、服用歐洲有四種功能的益生菌；二）、瑞典有機蒜頭水；三）、磷蝦油；四）、酵素；五）、要每天喝八杯水（共兩升），保證水份夠可以洗腸、洗細胞，桑葉茶更好，每天喝四到五茶包。針對平時飲食中纖維不夠、新鮮蔬果太少的人群，桑葉茶喝完後把茶渣嚼爛吞下，用茶送服，有排便、去水、減脂肪、黑頭髮功效。用桑葉茶的粉可能更好，食療主義的桑葉茶有兩種選擇；六）、每天服用小米粥，要稠一點，可以多煮一些放進冰箱，吃的時候加熱。可以加番薯在小米粥中。

三種方法可能適合不同的人，但似乎第三種更有普遍性，見效也比較快，康復過程中的好轉反應也比較小；加上油拔法更好。腸道健康是皮膚健康與身體健康的保證，第三種方法保證把腸道洗得乾乾淨淨，建議曾用第一和第二種方法改善了皮膚病的用家，也繼續採取第三種方法作為養生保健。

三種方法都需要加上外用的保濕膏，從前我推薦椰子油加甜杏仁油，但在與讀者的互動中，我覺得可以加強消炎止癢和保濕的功用，但這是一門專業。皇天不負

有心人，果然被我找到了一位天然精油和香薰大師，她為我們特意調製了一種有效的皮膚膏叫「膚安霜」。（濕疹天然療法之一）

從內到外打倒濕疹秘方

「食療主義」的天然精油香薰大師芳名Christina Paul，是牛津大學二零零六年的畢業生，領有國際認可的「整體香薰學文憑」（Diploma in Holistic Aromatherapy, APDHA）。

這位美麗的大師，為有皮膚病的讀者特別配製的「膚安霜」，含有超過十種天然精油，全部從美國進口，其中的金盞菊有淨化和補水的作用，再加上有機蘆薈、玫瑰精油、甘油對敏感和粗糙的皮膚有止癢和保濕作用。這個安全配方還融合了乳油木果脂、可哥油脂、燭果油、芒果油、牛油果油和紅蘿蔔油，是一種終極的混合油。

在這個基礎上，這位大師還加入了具消炎、止癢、幫助細胞重生功能的天然精油。可惜這種終極混合油是大師自己手工製造，產量很低，所以最好預訂。大師還特別說明，「膚安霜」除了對濕疹、牛皮癬等有效，還對燒傷有效。

到目前為止，改善濕疹、牛皮癬等皮膚病的天然療法，已經從內服到外用都有了，而且都不是我閉門造車、憑空想像出來的方法，全都是在與讀者互動中發掘出來的寶貴經驗，中間還加上了專業從業者的參與和改進，我準備在這個基礎上繼續不停昇華。

除了「膚安霜」，美麗大師還調製了有助安眠的「甜睡」精油，和幫助來經的「月調」精油。我很喜歡這些精油的天然味道，有時候塗在耳朵後面當香水，有時候用的就是「月調」精油，老婆失笑，問我到底想「月調」甚麼東西……（濕疹天然療法之二）

改善濕疹、牛皮癬等皮膚病的天然療法，已經從內服到外用都有了，而且都不是我閉門造車、憑空想像出來的方法，全都是在與讀者互動中發掘出來的寶貴經驗……

如何令小兒回復**嫩滑肌膚**

自從我發現腸道健康與皮膚病、心臟病、糖尿病、癌症、鼻炎、自閉症、多動症等的直接關係後，我與支持我的團隊去年特意去一趟歐洲，約見了發明與生產瑞典四種功能益生菌和蒜頭水的科學家與廠家，親自聆聽對產品的介紹。

在完全瞭解之後，我開始在專欄分享和報道我所知，希望對以上的慢性病患者，特別是皮膚病與自閉症（包含多動症）患者有啟發和幫助。

在以後與讀者互動的過程中，證明效果是正面的，我陸續收到讀者報喜的來信。最近的一封來信，來自一位四個月大嬰兒的媽媽，她叫自己做「無助的家長」。

無助的家長（二零一五年一月一日）：「想請問你小兒脂溢性皮膚炎（又叫濕疹）的問題。小兒就快四個月，全人奶餵哺，去年十二月八日看過醫生，醫生說一歲前自己會好，開了含小量類固醇的藥膏，也叫我每日為他搽無香料、無酒精的潤膚霜，幫助保濕。藥膏用了一次，以後不敢再用。九號開始每天為他煲金銀花水洗澡，用

「附上小兒相片一張，希望尋找到有效方法，令小兒回復嫩滑肌膚，感謝你的寶貴時間。」

花水洗三次臉，最近加了黃菊一齊煲，一日搽四至五次××濕疹膏或蘆薈啫喱保濕，又金睛火眼吸住唔畀佢捽面（把孩子盯牢，不讓他抓臉）。本來已經好了八成，怎料三十號又開始發出來，感到非常無助，不知道怎樣才可以斷尾。看見他非常癢，整天抓臉，覺得好心痛。附上小兒相片一張，希望尋找到有效方法，令小兒回復嫩滑肌膚，感謝你的寶貴時間。」（濕疹天然療法之三）

抗生素破壞腸道健康

四個月大的BB有濕疹，家長通過電郵傳來了照片，孩子的小臉上明顯有皮炎。

筆者問：「大便是否正常？有沒有服用過抗生素？」

濕疹與腸道健康有直接關係，通過大便可以瞭解腸道情況，如果曾經服用抗生素便會破壞腸道的健康。

家長回覆：「大便正常，沒有服用抗生素。」

沒有以上這兩個情況嗎？我收到回信後有點懷疑，是不是家長沒有注意到這些細節？但這位家長很細心，她回信以後想了一想，然後又再傳來一封信。

家長：「更正，BB大便正常，每日三至五條。十一月我乳腺炎時曾服用抗生素，以退燒止痛，大概有點關係（通過哺乳）。」

這樣就對了，母乳中有抗生素，所以影響了孩子，符合BB形成濕疹的原因。我想建議BB用「食療主義」專治濕疹的外用「膚安霜」，以及歐洲產品益生菌和蒜頭水，但在回信前，為了確認適合嬰兒，我再特意請教發明「膚安霜」的同事、精油專家Christina Paul，以及更熟悉瞭解這兩種歐洲產品的同事，答案都是安全的。

筆者：「建議你外用『膚安霜』，對BB皮膚安全，治濕疹。用蒜頭水，從一天四分一茶匙開始，混合在水中。同時服用益生菌，為了補救抗生素造成的損害，請向食療主義的店員要C字頭的益生菌，用四分之一粒，用匙羹壓成粉，混在奶或者水中。先開始，開始後請聯繫。」（濕疹天然療法之四）

母乳中有抗生素，所以影響了孩子，符合BB形成濕疹的原因。

不要站在岸上學游泳

上文的那位家長去食療主義買有關產品，發現膚安霜賣光了，只好預定。膚安霜因為效果好所以賣得快，二來因為只靠精油專家Christina Paul親自手工製造，一個人忙不過來。

家長：「蒜水是抹面用的嗎？頭頂有硬頭皮，也可以用蒜水嗎？」

筆者：「蒜頭水是服用的。膚安霜沒有貨，可以暫時用椰子油加甜杏仁油在皮膚上按摩。」

很多剛出生的BB頭皮上有硬皮，有家長把照片寄來了（徵得這位家長同意，照片已放在「食療主義」的網頁上）。用椰子油加甜杏仁油按摩在頭皮上，對去除BB頭頂的硬皮有幫助。

這封信是二零一五年一月三日回的。兩天後家長再來信問：「你好，一月五日晚上開始搽椰子油。蒜水同C字頭益生菌今天開始食。」

用椰子油加甜杏仁油按摩在頭皮上，對去除BB頭頂的硬皮有幫助。

接下來的幾天我去廈門拍片，所以請她改用新的QQ信箱，本來用的Gmail信箱在內地已無法使用。順便告訴大家不要用我的Gmail電郵地址，改用QQ，Gmail改成qq.com即可。不過，我實在有很多來信，電影工作也很忙，有問題儘可能先看我的書，譬如布緯食療的做法和服用的禁忌、油拔法為甚麼不變白色、古方通血管為甚麼做出來是綠色之類，書中都講得很清楚，或者到「食療主義」的網站問，或者去店裏問。如果有問題，請先看書，開始了食療程式後，如果有需要再問，特別是布緯食療，不要站在岸上問怎樣游泳。古方通血管已有了現成產品，叫「古方心路通」，不用自己在廚房中與蒜頭、檸檬和薑搏鬥了。

到了一月十三日，家長又來信，不知道孩子的濕疹與硬頭皮有沒有改善。

（濕疹天然療法之五）

膚安霜有效改善濕疹

家長：「關於嬰兒的皮膚問題，搽第三次膚安霜已經好好多了，蒜水同益生菌會繼續嘗試讓BB吃，希望不再反覆，感謝。」

筆者：「想跟進一下：一、信中說，搽第三次膚安霜已經好好多了，是三天中還是一天中？一天搽幾次？幾天有好轉？二、蒜水和益生菌是服用我建議的份量嗎？一天服用多少？」

家長：「搽第三次膚安霜已經好，是一天搽兩至三次，第一天已有好轉。蒜水和益生菌都是四分一茶匙，一日一次，但BB不喜歡蒜水的味道，全吐出來。如果我服用，餵人奶給BB吃可以嗎？」

筆者：「可以，大人的蒜頭水份量，是每天早上空腹服用一到兩瓶蓋，加在半杯溫水中服用。孩子吃了益生菌對大便有幫助嗎？」

家長：「有幫助，大便多了。」

效果很好，以後經常服用益生菌，皮膚的情況應該會不斷改善。

筆者：「效果很好，以後經常服用益生菌，皮膚的情況應該會不斷改善。可以把BB外用膚安霜前後的照片放在facebook上嗎？為有需要的家長和BB分享，可以幫到更多有需要的人。」

家長：「可以，謝謝你。」

過一段時間，一月二十日接到家長來信，我在專欄講到彈簧床與電磁波輻射的文章，她注意到了。

家長：「你之前提到彈簧床吸收輻射，應換甚麼床較好？」

筆者：「我正在為有需要換床褥的讀者聯繫最好的產品，以及為讀者商議最優惠的價錢，可以諮詢食療主義。孩子好嗎？」（濕疹天然療法之六）

讓人間多一分希望

家長：「頭皮上的硬皮逐漸減少，但皮膚的情況反覆，始終是埋身食人奶，受汗水同奶的影響（因為貼身吃人奶的關係，受汗水和人奶的影響），但搽膚安霜後，情況就會好轉。」

BB頭皮上的硬皮逐漸改善，是椰子油加甜杏仁油發揮了效果。膚安霜改善濕疹，效果良好，我從幾年前開始分享治濕疹的自然方法時，已在找一種有效的皮膚霜，現在「食療主義」的天然療法專家自己調製這種好產品，我老懷安慰。

自從專欄與讀者互動，分享改善健康的食療與天然方法後，幾年來不斷有成效。另一位讀者留言，説從我的專欄中認識了布緯食療後，讓一位患嚴重哮喘的孩子吃，孩子本來一直服用類固醇藥，過了不到一個月，已不需要服用類固醇了。本來要不時進醫院，現在不用了，也明顯長高了，體重也增加了。孩子的媽媽和孩子一起服用食療，本來有子宮頸的CIN一期（子宮頸上皮非典型增生，屬癌前病變），

我再次強調，食療不是藥，無法治病，有病應該看醫生，但如果希望恢復身體中的自癒功能，讓健康自然改善，這才是我和讀者們互動的範圍。

在不知不覺間也好了。

其實，食療沒有替任何人治病，食療的作用是恢復患者身體中的自癒功能，讓健康自然好轉，這是一門最古老的自然科學，也將會是最前衛的自然科學。相對主流醫學，針對的是「病」本身，譬如有哮喘，調動醫藥向哮喘炮轟，有癌症，調動原子彈炸腫瘤。所以，我再次強調，食療不是藥，無法治病，有病應該看醫生，但如果希望恢復身體中的自癒功能，讓健康自然改善，這才是我和讀者們互動的範圍。

希望大家多來信，每一封分享經驗的來信都能幫助更多人，即使是不成功的經驗分享，也能夠幫助和推動食療方法的改善，讓人間多一分希望，為自己耕一塊福田。（濕疹天然療法・完）

咳到我想死！

咳嗽難治，俗語說：「入門問咳嗽，醫生皺眉頭。」治咳嗽好比堵房子漏水，漏水的房子最難堵漏，所以看房子若遇到漏水的房子，價錢好都情願不要。

秋天最多人咳嗽，我最近咳嗽了快半個月，每晚一有睡意就咳醒，根本無法入眠，我長時間有乾咳毛病，這次遇到一些風寒，隱藏的毛病全發了出來。感冒開始時掉以輕心，後來嚴重到十點上床咳到三、四點都無法入睡，試了很多方法都無效，咳到我想死。痛苦了六個晚上之後，想起用「熱洋葱汁」加上「龍脷葉馬蹄豬肺湯」，服用後當晚便生效，終可以重溫睡覺的樂趣。

過程中老婆擔心，不斷催我去看醫生，但我觀察身體，雖然連續多天無法正常入眠，但沒有發燒，白天仍非常精神，照樣忙碌且思維清晰，於是決定再堅持一下，一心想多試試食療法，把自己當白老鼠，多寶貴的第一手資料！專欄好像是一隻永遠吃不飽的怪獸，每天都得費盡心思餵食，一天不餵，那個白森森的大嘴巴就追着

痛苦了六個晚上之後，想起用「熱洋葱汁」加上「龍脷葉馬蹄豬肺湯」，服用後當晚便生效，終可以重溫睡覺的樂趣。

你咬，真可怕。

咳嗽的起因有多種，先不講其中道理，這個方適合以下人群：如果咳嗽不停又是入秋後更加嚴重，或因為感冒後長期咳嗽不停，可以這樣開始：大洋葱一個，去皮，切絲，放在碗中隔水蒸熟，絕對不要在洋葱中加水，蒸的時間約三十分鐘，所得的洋葱汁不多，小口喝掉，臨睡前四十分鐘服用。如果可以早晚服用一劑更好。能夠加上泡腳會更有效。有人吃一次就有效，如果有效仍然要連服三天，加上服用「龍脷葉馬蹄豬肺湯」調理身體最理想。（上）

秋天必煲第一湯

咳嗽難治，因為引起咳嗽的原因眾多，從外感引起的有風寒咳嗽、風熱咳嗽、燥熱咳嗽等；因為飲食和生活引起內臟失去平衡而引起的，有痰濕咳嗽、肝火咳嗽、陰虛咳嗽等；也有內臟失衡加上外感引起的，更複雜。

「龍脷葉馬蹄豬肺湯」專治燥熱咳嗽，建議配合「熱洋葱汁」一起喝。

秋天時節的咳嗽，特點是喉嚨癢、乾咳、無痰，咳起來聲嘶力竭，屬於燥熱咳嗽，看醫生吃藥也沒用，可以拖一、兩個月，問題的癥結在於市面的咳藥水，大部份治療痰多堵在咽喉上的風寒咳嗽，但極少針對燥熱咳嗽。以下的「龍脷葉馬蹄豬肺湯」專治燥熱咳嗽，建議配合「熱洋葱汁」一起喝。其實，秋天時候，這個湯適合全家大小經常喝，清熱潤肺最好了。

方法：龍脷葉（中藥房有售）一兩，南北杏合共一兩，鮮馬蹄去皮五兩，鮮豬肺（洗淨）一個，清水適量，煲湯一到兩小時，不要放鹽，分一、兩次空腹喝。連喝三天。先喝湯，睡前再喝「熱洋葱汁」。

燥熱咳嗽，有從感冒開始，或者從乾燥的天氣開始，譬如好像秋天，或者吃多了煎炸燥熱食物，或者多喝酒等等，以致肺陰燥傷。燥熱咳嗽的徵狀是乾咳無痰，或者即使有痰但量少且黏稠，最有機會是黏在喉嚨中咳不出來，鼻屎乾而硬，喉嚨也乾，這種咳嗽最要命，咳的時候愈咳愈止不住咳，咳得喘不過氣來，捶胸頓足，連扯到胸腹翳疼，發病時痰涎帶有血絲，那是微血管被咳破了。同時還有可能大便乾結、小便黃等。身體溫度也失衡，表面肌膚是寒的，但身體卻很熱，一身一身的出冷汗夾熱汗。（下）

常年夜咳無有怕

D小姐來信（二零一四年十一月十六日）：「多年來（長達五年）有夜咳問題，一直困擾着我，每晚咳到難以入睡，影響生活。試過無數中西醫，一直無法根治。直到有天我阿姨找到你的『久咳不癒火煙薑偏方』，我每日使用，兩星期後終於見效，現在完全根治，真心感激！」

寒氣進身體後遇上濕可以一困多年，火煙薑是一個很好的偏方，已收錄在《嚴浩秘方集》，如果沒記錯應該在第三集中，也可以查一下隨書附送的《目錄速查卡》，在「呼吸系統」一欄下。

為了方便年長的讀者，以下是方法：用一塊老薑，切開，單面用火烤（煙）熱，在頸後衣領位置，頭髮綫與第一節脊椎骨之間輕輕擦，每天擦，擦三至五分鐘，不要擦破皮膚。

用這個方法再加不久前介紹的蒸洋葱汁，更快見效。還有就是服用「瑞典有機

用一塊老薑，切開，單面用火烤（煙）熱，在頸後衣領位置，頭髮綫與第一節脊椎骨之間輕輕擦，每天擦，擦三至五分鐘，不要擦破皮膚。

蒜頭水」，每天服用，將身體中的寒濕徹底趕走斷病根，早晚空腹喝一到兩瓶蓋加溫水，兒童減半。

D小姐的久咳好了後，其他問題沒有改善。

D小姐：「這五年來我皮膚狀態愈變愈差，四肢以致臉上皮膚一些部位變得粗糙又乾，有皮屑掉落，還會又腫又癢，患處紅腫帶少少咖啡色。試過看西醫，一停藥只有變本加厲。這個病使我沒有自信心交朋友，情緒受很大影響，今年我只得二十四歲。真心希望嚴先生能回覆此電郵，以解答困擾我多年來的毛病，從而令我生活再見起色。」（上）

愛凍飲，無靚女

為甚麼一個年輕女孩子的皮膚愈來愈差，連交朋友的信心也沒有？

筆者：「你平時喜歡吃甚麼東西？有沒有冷飲？吃煎炸？喜歡甜品糕點？咖啡濃茶？多肉少菜？幾點睡覺？有沒有大便問題？有沒有經期問題？」

D小姐：「我平時正餐鹹食比較多，很少吃零食或甜品，不過常飲凍飲，平日十二點左右睡覺七點起床。一向大便一星期三、四次，經期正常。」

大便一星期才三、四次，是便秘，加上常飲凍飲，正常體溫經常受到影響，器官運行無法正常。人體發燒是自癒手段，細菌在高溫下無法生存；反過來，有害細菌就會大量繁殖，有益菌勢單力薄。腸道中堆滿了宿便和有害細菌，被反覆循環到身體各部份，皮膚能好嗎？以致「四肢以致臉上皮膚一些部位變得粗燥又乾，有皮屑掉落，還會又腫又癢，患處紅腫」。D小姐肯定也喝水不夠，大腸需要很多水，否則也無法排出毒素。

一、戒冷飲；二、戒煎炸；三、服用有四種功能的歐洲益生菌；四、服用「瑞典有機蒜頭水」；五、每天喝三、五包桑葉茶；六、服用磷蝦油；七、廚房的煮食油不可以再用超市的氫化油。

筆者：「你的腸道不健康是皮膚病的主因，冷飲對你一點好處也沒有，必須戒口，否則年紀愈大，健康只會愈惡化。」

建議：一、戒冷飲。在治療期間戒魚生，多新鮮蔬果；二、戒煎炸；三、服用有四種功能的歐洲益生菌；四、服用「瑞典有機蒜頭水」；五、每天喝三、五包桑葉茶，每天要喝兩公升的桑葉茶水，第一杯早上空肚喝，隔晚先泡好放雪櫃，喝時加熱；六、服用磷蝦油，早飯後兩粒；七、廚房的煮食油要用野山茶油，不可以再用超市的氫化油。

這些食材可以在「食療主義」找到，建議也去「食療主義」做一個生物共振測試，度身定做一套改善健康的食療。（下）

戒煙秘方一、二、三（之一）

我曾經介紹過用西藥戒煙，西藥用的是「Zyban耐煙盼」，本名叫Bupropion，本來用作治療焦慮情緒與緩和壓力，後來發現有戒煙作用，於是也變成戒煙藥，說明人對抽煙的需要是基於情緒與壓力之上。

今天我想分享西方社會用天然食物與草本營養補充劑戒煙的有效方法。

美國名醫Dr. Oz指出：「人對抽煙的需要是基於情緒與壓力」，與主流醫生的見解一致。情緒與壓力令腎上腺過高，產生壓力荷爾蒙，引起心律不齊、好發脾氣、情緒波動、呼吸困難、失眠、注意力不足、皮膚病、癌症等，這都會成為惡性循環。

以呼吸為例，情緒上的焦慮也總會伴隨生理上的呼吸困難，反之，呼吸困難又會加劇焦慮，所以形成情緒與壓力不只是心態問題，還是內分泌的問題。但這些徵狀又是吸煙的原因。請把焦點放在Dr. Oz指出的「人對抽煙的需要是基於情緒與壓力」，其實我已經不只一次介紹一些天然營養補充品可以代替含有化學品的情緒藥，

其實我已經不只一次介紹一些天然營養補充品可以代替含有化學品的情緒藥，效果都很好，譬如食療主義的「印度人參」。

效果都很好，譬如食療主義的「印度人參」，是從一種漿果提煉，沒有副作用，與人參沒有一點關係。

這種自然戒煙方法，就是用「印度人參」為骨幹，代替西藥Bupropion。

戒煙秘方一、二、三（之二）

在國際網頁上已經有不少利用「印度人參」戒煙的成功案例。

「印度人參」有效調節壓力荷爾蒙，改善心律不齊的心亂跳、情緒不穩好發脾氣、情緒容易波動、壓力引起的呼吸困難、心悶、失眠等。每天服用四粒，每次一粒，最好不要空肚服用。按照網上資料，「印度人參」很安全，沒有副作用，但孕婦不宜。

除了有戒煙效果以外，西方醫生和心理醫生也認為「印度人參」對以下的徵狀

根據用家的反饋，連無法治理的晚上睡覺磨牙也可以通過服用「印度人參」有效改善，甚至治愈。

有改善效果：酒癮、其他藥物上癮、焦慮症候群、抑鬱症、精神分裂、失眠、噩夢、震顫恐懼（Tremors）、躁鬱症（Bipolar disorder）、（因酒精中毒引起的）震顫性譫妄（Delirium tremens）。個人認為，「印度人參」是「食療主義」的同事找回來的一個非常適合現代人的健康產品，根據用家的反饋，連無法治理的晚上睡覺磨牙也可以通過服用「印度人參」有效改善。

除了「印度人參」這個骨幹，建議加上以下的食物和方法，按照適合自己的多挑選幾個，讓自己被這些食物包圍。根據國際網站上的案例，在四個星期到四個月內可以成功戒煙，沒有痛苦，沒有副作用，然後健康回來了，美麗也回來了。

戒煙秘方一、二、三（之三）

在服用印度人參的基礎上，盡量同時採取以下方法。

一、蜂蜜是戒煙的其中一種有效食療，蜂蜜提升了血糖，減輕煙癮，可以直接舔一點在舌頭上，或者喝蜂蜜水，但一天不建議多過四茶匙。蜂蜜進入血管需要大概七分鐘，意即七分鐘後身體才感覺到效果。記得要找到真正的蜂蜜。

二、戒煙的時候還需要戒手癮，手習慣了執煙，可以改執肉桂卷（cinnamon stick），這是西方人戒煙的其中一個秘方，把肉桂卷當煙卷一樣抽，但不可以點着。

三、西洋參有抑制煙癮的功效，可以常喝，西洋參還有養氣提神的功效，適合戒煙後沒有精神的人。把兩三片西洋參泡在暖壺中帶在身邊，隨時可以喝。

講起西洋參，很多人即使不抽煙也經常覺得不夠氣，特別是案頭工作者，譬如我自己，西洋參對提氣似乎有特效，用以上的方法泡西洋參，回氣效果對我來說是即時的，也特別適合需要不斷講話的人。

可以服用葡萄籽提煉物（Grape Seed Extract）幫助修復被破壞的肺臟。半邊蓮也有這個功效。

四、要注意修復肺臟，戒煙的過程會咳嗽，這是肺中的纖毛在修復自己，而且努力把垃圾通過咳嗽排出體外，是個必須的過程，可以服用葡萄籽提煉物（Grape Seed Extract）幫助修復被破壞的肺臟。半邊蓮也有這個功效，中藥店有賣，每次用十五至三十克泡水當茶喝，有清肺功能。

鎂是一種能夠讓支氣管放鬆的礦物質，對哮喘也有緩解的作用，每天可以服用四百微克。

戒煙秘方一、二、三（之四）

吸煙與肺健康狀況絕對掛鈎，有一位朋友從十六歲就吸煙，現在六十多歲，肺功能出現了問題，每天需要吸超過十小時的氧氣，氣管中經常有無法咳出來的痰，這位朋友最近去「食療主義」做生物共振能量平衡，幾次後可以自己把痰咳出來，所以生物共振可以考慮作為戒煙過程中的輔助手段。

五、多喝葡萄汁，當然是鮮榨的，有排出尼古丁作用。

六、其中一個最有效的戒煙方法是甘草（中藥房有），每次煙癮起就嚼甘草，可以抑制煙癮。

七、做沙律用的紅色小蘿蔔可以抑制煙癮，可以放在身邊吃，也可以榨汁喝。

八、需要補充維生素A修補被煙破壞的黏液，維生素E修復細胞，還有維生素C，維生素C可以通過果汁獲得，譬如新鮮檸檬汁加到水中（不可以熱水），或者多喝橙汁。

九、在水中加入薑汁，有效舒緩噁心想吐徵狀。

十、麥片是其中一種古老的戒煙方法。兩湯羹麥片，用四杯滾水調開，放過夜，第二天早上煮十五分鐘，當茶水喝，在晚飯前喝完。麥片有排毒功能，可以把身體中殘留的尼古丁等有害物質排出體外，也可以抑制煙癮。

十一、多喝水，每小時喝一杯水，即一天兩公升，或者只要想抽煙就喝水，水抑制抽煙慾望，也是排毒的最重要手段，戒煙的同時要注意戒煙引起的身體反應，譬如噁心想嘔吐，水有舒緩的功效。

> 多喝水，……水抑制抽煙慾望，也是排毒的最重要手段，戒煙的同時要注意戒煙引起的身體反應，譬如噁心想嘔吐，水有舒緩的功效。

便秘的禍害

與讀者的互動中我發現一個驚人的現象：許多人竟然兩至三天才能大便一次，連小孩也不例外！我們對身體最重要的排毒系統竟然如此漠視，難怪慢性病如此常見。

為了自己和家人的健康，有必要對自己的腸子有多一點瞭解：

一、腸道有七至八公尺長，便秘人士的腸道中可能積累十餐食物，這些廢物產生的毒素被腸壁重新吸收後，會對身體產生嚴重危害；

二、腸道中大部份廢物產生的毒素都是來自高蛋白食品：肉類、魚和蛋類；原因是吃太多，又不容易消化，只好積累在腸道中腐爛、變臭，像漿糊一樣黏在腸壁上；

三、當腸道中的細菌種類數量發生改變時，會引起便秘加重，便秘會導致腸內的有害菌增加，有益菌減少，進而令便秘情況更加惡化，這時候只好用蒜頭水加上

如果身體的各種不適在便秘時期更加嚴重，說明這些徵狀都是因腸道病變產生的「中毒徵兆」，要將改善腸道健康作為首要任務。

益生菌去改善；

四、便秘令腸內的黏膜變得無力，所以毒素可以輕易進入血液，形成「腸漏症」，對淋巴、肝臟以及其他器官造成沉重負擔，很多過敏發炎徵狀以及很多亞健康徵狀都與此密切相關，也會影響大腦細胞與情緒的健康，很多人的臭脾氣其實來自不健康的腸道。愈來愈多的科研資料證明，腦退化與自閉症都與腸道健康有關；

五、如果身體的各種不適在便秘時期更加嚴重，説明這些徵狀都是因腸道病變產生的「中毒徵兆」，要將改善腸道健康作為首要任務；

六、抗生素以及垃圾食品令腸道內的菌叢完全改變；

七、幫助腸道菌叢恢復原有的平衡：攝入富含益生菌的食品、攝入幫助益生菌生存的健康食物譬如蒜頭水，多蔬果少肉。

便秘引起的怪病

每天有一次大便夠不夠？

醫學博士阿布斯諾・連恩爵士（Sir Arbuthnot Lane）是當代腸道疾病的頭號治療專家，他發現一個意外現象是：患者的腸道功能被矯正後，很多其他疾病也消失了。連恩爵士提出的判斷腸道健康標準是：每六小時排便一次，但大部份人是二十四小時或以上才排便一次，這樣就有可能造成各種潰瘍甚至癌症。

肌腱神經不正常、偏頭痛、神經痛、關節炎等等，大部份從腸道問題引起，這些徵狀在便秘時會特別嚴重，因腸道無法正常排毒，令身體產生中毒現象，表面上與腸道沒關係，例如肝、心血管疾病、各類皮膚痤瘡、膽囊和胰臟的機能失調、脊椎出現病毒等，也會誘發出肌腱神經不正常一類怪病，譬如手指會自己跳動。

請牢牢記住：當腸道無法正常排毒，會令身體產生中毒現象，表面上與腸道好像沒關係！當你覺得自己有怪病，但檢查不出有任何問題時，請反省自己的排便是

判斷腸道健康標準是：每六小時排便一次，但大部份人是二十四小時或以上才排便一次，這樣就有可能造成各種潰瘍甚至癌症。

否長期不正常，是否長期晚睡，飲食長期多肉少蔬果，長期有壓力，如果有這四個原因中的三個，再觀察是否在便秘時情況更嚴重，如果有，建議你去「食療主義」做一個「生物共振」檢查，然後從排毒開始。

平時飲食要攝入充分的膳食纖維，譬如粗糧、蔬菜，要每天飲兩公升水。大前提是不要濫用抗生素，膳食要健康均衡，不要吃垃圾食品。如果無法避免使用了抗生素，那就在吃藥期間和之後都加強服用益生菌，幫助腸道菌叢儘快恢復平衡，用瑞典益生菌中的C最適合。（蒜頭水和益生菌請諮詢「食療主義」）

便秘是一切疾病的禍首

便秘的人愈來愈多，著名天然營養治療師Dr. Norman Walker：「人類歷史上從沒有一個時期有這麼嚴重的便秘問題。我們吃得比歷史上任何一個時代都多，食物卻愈來愈不符合標準，過多的精製食品與肉類，天然養份愈來愈少，人工添加物、化學殘餘和環境污染物愈來愈多，缺乏纖維、喝水太少、運動不夠等等，以致便秘幾乎是一切疾病的禍首。」

只有前綫工作人員才知道目前便秘的普遍和嚴重，「食療主義」的同事反映，四種功能益生菌中最多人購買的是改善便秘的一種。其實大便經常不成形也需注意，這說明腸道菌種嚴重不足，以致腸壁無力，雖沒有便秘，但腸壁一樣會積累宿便。

幫助腸道排宿便的方法有：一、讓腸道休息，每周一天輕斷食，只攝入蔬菜水果；二、逐漸減少吃肉，改從豆類和植物中攝取蛋白質，每天吃新鮮蔬果；三、三餐習慣要堅持：豐盛的早餐和午餐，盡量簡單清淡的晚餐，令腸道和細胞到了晚上

其實大便經常不成形也必須注意，這說明腸道菌種嚴重不足，以致腸壁無力，雖然沒有便秘，但腸壁一樣可能積累宿便。

有機會休息和修復；四、補充益生菌與蒜頭水，令腸道菌叢能始終保持均衡。

五、每天飲用兩公升水，不可以一次性牛飲，會造成水中毒，最佳辦法是每小時飲用二百毫升，從早晨八點到下午六點便可輕鬆達標，讓全身細胞都得到滋潤，也不會對身體造成負擔；六、保持樂觀正面心態，用靜坐或呼吸法釋放精神上的壓力，體內的細胞和菌叢才能過得舒坦。人只是細胞的總和，一呼一吸、一個引起情緒改變的念頭，全身百億個細胞都等同身受。

三十二歲已要靠洗腸去廁所

我留意到西方人的飲食，每一頓都吃麵包糕點，但每一頓都吃新鮮沙律（除了意大利人）。亞洲人喜歡吃麵包糕點，卻沒有吃新鮮沙律的習慣，如果是這樣，你便秘的機會幾乎是百分之百。

讀者GG小姐：「想請問腸道會完全不蠕動嗎？因為我只有三十二歲，卻要依靠洗腸才能有大便，如不洗的話，可以七日以上沒便便，我不想一生都依靠洗腸啊！」答：「詳細告訴我你的飲食作息。」

GG小姐：「（星期一至五）早上六點四十五分起床，落樓下跑步二十分鐘（剛實行了兩星期）再焗五分鐘桑拿，一星期有四日會這樣做。八時左右吃早餐食麥皮、蘋果一個、蛋白一到兩隻、紅棗水一杯。九時回到公司飲一杯咖啡。午餐大約一點，三文治或粉麵之類，沒甚麼菜，因為跟同事們在茶餐廳吃多。五時左右吃少許零食。八點左右吃晚飯，菜一碗，少許的肉及粥／飯／麵。宵夜十點半至十一時：一杯好立克或糖水、餅乾之類。十一時左右睡覺。

工作壓力不是很大。我的體重是九十二磅，一百五十厘米高。很喜歡吃麵包及餅乾。我發覺在公司是一點便意及放屁的感覺也沒有，但放工後，一踏出公司門會有氣想排出，並不是想排便。每晚躺上床準備睡覺時亦會有空氣排出。」（嚴浩按：鬆弛下來便啟動了副交感神經，可惜完全沒有散步時間。）

答：「你需要完全戒掉麵包與餅乾、糕點。同時你應該服用ECM排毒粉、蒜頭水以及益生菌。最好去『食療主義』做一個全面的食物測試與能量平衡。」

亞洲人喜歡吃麵包糕點，卻沒有吃新鮮沙律的習慣，如果是這樣，你便秘的機會幾乎是百分之百。

第二章

自閉因何事「毒海」中浮沉

六歲以下的孩子最容易重金屬中毒，因為腦部和中樞神經系統仍在發育階段，還是會把手指和玩具放入嘴裏。

「建議將來想有BB的父母，應該先檢驗身體內是否含重金屬。」

大部份自閉症和多動症的孩子的病因並非在大腦。不要把消化問題當神經病，不要把有注意力集中問題的孩子當神經病人！

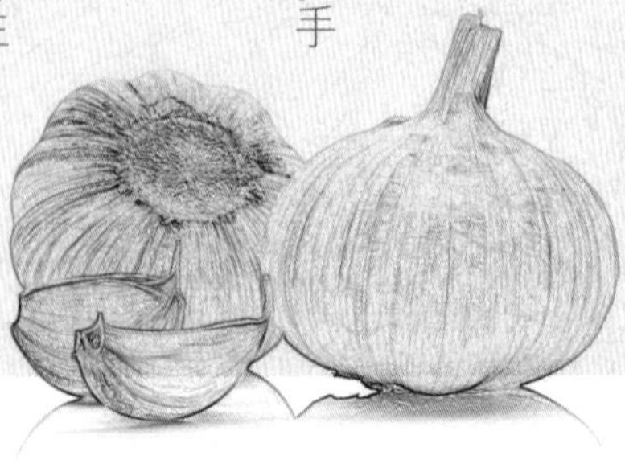

尋找歐洲隱世醫學

不久前，我在歐洲旅行了兩星期，目的是在這片西方傳統醫學的發源地，尋找新生代改善人類健康的方法。

我訪問了瑞典和德國多位學者和科學家，近距離接觸到他們使用食物和生物頻率共振的治療法，大開眼界也大有收穫。這幾年，我在與廣大讀者互動中，積累非常寶貴的食療經驗，令我想到，如果結合歐洲的新科學，必能進一步改善和提升廣大讀者的健康，同時也可降低社會花在醫療上的費用。

新的歐洲醫學重視排毒。先排毒，把廢物從身體中排出，好比先把堵塞河道的垃圾淤泥清除，再把清水放進來。「排毒」二字很早就進入我們的視野，但把排毒當一回事的人大概少之又少。我們每天努力吃喝拉撒，看見過有誰被碗裏的飯毒死了？連我都是這麼想的，而我還算是食療主義的中堅分子。

我的轉變來自這次「尋找歐洲隱世醫學」之旅。

「這些是有自閉症和多動症孩子住的，全都是疫苗的受害者。」疫苗會引起兒童行為失常？疫苗中含有甚麼毒？

在瑞典，我常提及的「歐洲四種不同作用的益生菌」發明人稜勒博士，開車來接我們去他家。為了我們的來訪，稜勒博士邀請幾位科學家和醫生，專題論證為甚麼這種益生菌比其他市場上的益生菌優越；因為同伴們已和他溝通過，說我的文章每天接受社會監督，一點虛假和錯都不可以，所以請他親自告訴我。途中稜勒博士指着路邊一片小平房告訴我們：「這些是有自閉症和多動症孩子住的，全都是疫苗的受害者。」

疫苗會引起兒童行為失常？疫苗中含有甚麼毒？（尋找歐洲隱世醫學之一）

六歲以下最易中毒

網上有一篇「香港免疫針關注學會」編寫的文章，叫「為保護幼童而拒絕疫苗注射的四十五個理由」。

文中說到：「並沒有科學研究證實疫苗能防止疾病發生」，「疫苗含有重金屬、致癌物質、毒性化學物、活性及基因改造的病毒、受污染動物的病毒、外來遺傳物質、不安全抗生素等」，「美國疫苗法院承認疫苗中的水銀、鋁及其他病毒可能是引致自閉症的元兇」。(http:\\www.hkval.org\html\news1_reject.php)

我的一組講自閉症的文章，收錄在二零一四年出版的《嚴浩食療實戰錄》，其中說到荷蘭的「注意力缺陷多動症（ADHD）研究中心」Dr. Lidy Pelsser說：「食物是引起ADHD的主要原因。研究發現，百分之六十四有ADHD徵狀的孩子是由食物引起的。」

從這個歐洲隱世醫學之旅中我突然瞭解到，剩下的百分之三十六引起ADHD的原因，其中重金屬中毒可能佔了很大一部份。

六歲以下的孩子最容易重金屬中毒，因為腦部和中樞神經系統仍在發育階段，還是會把手指和玩具放入嘴裏。年幼兒童只要一點鉛或者水銀等重金屬在體內，都會造成嚴重的健康障礙。（尋找歐洲隱世醫學之二）

六歲以下的孩子最容易重金屬中毒，因為腦部和中樞神經系統仍在發育階段，還是會把手指和玩具放入嘴裏。

孩子是這樣中招的

孩子中鉛毒的管道有哪些？

如果孩子喜歡帶玩具睡覺、親吻玩具，受到的危害就更大。

一、汽車排出的廢氣；

二、空氣污染；

三、家庭裝修物料。不要把兒童房裝飾成五顏六色。許多建材如木器塗料、內牆塗料、有顏色的木傢具和牆紙，包括近年流行的一些PVC塑膠材料中，都含鉛。網上有一位媽媽留言：「我兒子出生後，一切發育正常。在兒子一歲左右，我們將住宅的地板用紅色油漆刷過。由於鉛的比重大，室內不易揮發，幼兒個子小，經常在地上爬。兒子三歲時發現有問題，也想到兒子可能是中了甚麼毒，但沒想到漆地板這件事上。」

四、室內吸煙。家中吸煙以致孩子鉛中毒的比例，比無煙家庭高出十倍以上。研究還表明，年齡愈小，血鉛水準和鉛中毒率愈高；

五、蠟筆及水彩筆、強力膠。有的幼兒在畫畫時將蠟筆的紙外皮撕掉，如果這時吃東西前不洗手或洗手不淨，就會把鉛吃進肚子裏；

六、七彩封面書。七彩封面書含鉛量超標十四倍。

七、噴漆玩具、兒童的首飾。如果孩子喜歡帶玩具睡覺、親吻玩具，受到的危害就更大；

八、爽身粉。質量低劣的爽身粉或痱子粉，都含有過量的鉛；

九、顏色鮮艷的奶瓶。百分之二十五顏色鮮艷的奶瓶會釋出鉛等重金屬，超過歐洲安全標準的二十倍；

十、彩色餐具。外表華麗的餐具，鉛含量高達百分之二十到三十。

十一、含鉛量高的食物。例如皮蛋、薯片、爆米花（popcorn）、罐頭食品，近海的海產品受到環境的污染，譬如蠔、貝類、泥鯭等；

十二、壞習慣。如吮吸手指、啃咬玩具、不洗手就吃東西等等。（尋找歐洲隱世醫學之三）

慢性病可能是重金屬中毒

續談孩子們中鉛毒的途徑。

十三、家用的殺蟑螂、螞蟻的殺蟲水；

十四、電池（也含有其他重金屬毒）；

十五、水晶杯、彩色玻璃；

十六、飲用水（鉛水管、焊接劑、黃銅設備、水龍頭或者塞子）。

不要讓孩子在公路邊、汽車排氣管邊、修車房和加油站等等的地方玩耍。

從小生活在垃圾食物中、及污染環境中的孩子，不但有自閉症的危險，也有思維遲鈍的傾向，甚至有反社會的暴力傾向。這個資料來自美國一份科學雜誌《US News and World report》，June 19, 2000，P.48，「少年流氓骨骼中有極重的鉛成份。」同時，由於鉛代替了骨骼必需的鈣，也會有骨骼疏鬆的病。

鉛（Lead）中毒會損害心、腎、肝、胰臟、神經系統、骨髓及免疫系統，徵

從小生活在垃圾食物中，及污染環境中的孩子，不但有自閉症的危險，也有思維遲鈍的傾向，甚至有反社會的暴力傾向。

狀包括有：貧血、便秘、腸胃絞痛、抑鬱、失眠、陽痿、不育、關節痛、肌肉無力、四肢麻痺、失明、心智混亂、失去記憶、智障、瘋癲等。鉛會經由胎盤侵入胎兒身體，容易引致嬰兒猝死症候群（SIDS）；又會影響孩童的智力，令他們出現過度活躍、閱讀障礙、眼手協調差、反射動作較慢、失聰、發育停滯、腦智障等等。

所以，如果孩子或成人長期有以上這些徵狀，不要當感冒處理，請參考「食療主義.com」。（尋找歐洲隱世醫學之四）

魚和海鮮害了孩子

魚和海鮮是其中引起人體汞中毒的來源，會在身體累積至危險濃度。

一九五六年，日本水俣市郊外有人得了原因不明的腦部疾病，其病因為有機汞，來源是當地化學工廠排放含汞化合物的廢水，污染了水灣的魚貝類，當地居民長期食用受污染的魚類，受害者有的死亡，有的造成神經中樞永久性傷害，一直到幾十年後的今天。

由於汞的來源之一是魚，引起有關孕婦是否應該吃魚的議論。汞會影響胎兒和發展中嬰兒的大腦，引起注意力不集中、記憶和協調問題、自閉症、過度活躍症、智障，以及語言和視覺空間知覺能力受損。

這些孩子對數量關係不易理解，難以形成良好的推理能力。此外還有以下的表現：一）、寫字時經常張冠李戴、左右顛倒；二）、寫字筆畫順序顛倒，不正確；三）、閱讀常跳字，抄寫常漏字、漏行；四）、對形狀辨認有困難；五）、畫不好圖畫；六）、經常看不全老師在黑板上所書寫的內容；七）、日常生活中，外出時常會迷失方向；八）、閱讀有困難，在下一句或下一頁書中認不出與前面相同的字。

十三到十四歲是兒童空間想像能力發展的加速期或關鍵期。

「食療主義」，目標是結合食療和歐洲的非侵入性自然療法，儘可能地去找到病因，从排毒做起，從根本上改善健康。（「食療主義」電話：2690 3128）（尋找歐洲隱世醫學之五）

汞會影響胎兒和發展中嬰兒的大腦，引起注意力不集中、記憶和協調問題、自閉症、過度活躍症、智障，以及語言和視覺空間知覺能力受損。

我們都在「毒海」浮沉

在美國，每年有六萬個孩子一出生就面對神經損害的危險，因為胎兒在子宮內已受到汞的污染。

二零一一年十月，《中國經濟網》有一則報道：「中國農業工程院士羅錫文日前透露，中國重金屬污染土地已超過三億畝，佔中國耕地的六分之一，每年有一千二百萬噸糧食被重金屬污染，經濟損失達二百億元。主要在沿海地區，汞、鎘和銅是最主要的污染物。」

重金屬與化學污染是首兩位健康大敵，我們身體每天都面對這兩大挑戰。這兩大敵人覆蓋農藥、食物添加劑、氫化油、人工合成的糖、奶等，請參考我的兩本書《嚴浩偏方》和《嚴浩食療實戰錄》。

汞污染來自兩大管道：海鮮和補牙用的銀汞合金。一般人平均有八個銀汞合金補牙，每天分泌出一百二十微克的汞，比較每天從魚和海鮮中分泌的汞是2.3微克，

汞污染來自兩大管道：海鮮和補牙用的銀汞合金。……成人有四隻或以上銀汞合金補牙，已有汞中毒的危險，如果是孩子，只要兩微克的汞就會成為健康大害。

每天從其他食品、空氣和食水中分泌的汞總和是0.3微克。成人有四隻或以上銀汞合金補牙，已有汞中毒的危險，如果是孩子，只要兩微克的汞就會成為健康大害。

重金屬中毒隨着年齡增加，徵狀也愈明顯，包括：長期疲勞、齒齦炎、關節痛、情緒低落、易怒、焦慮、消化不良、消化和吸收油脂的能力愈來愈差、血糖不穩定、神經元退化（行為異常、腦退化等）、中央神經系統受損（手震等）、腎功能受損、耳鳴、婦科的經期困難、不育、流產、妊娠期高血壓、子癇驚厥（pre-eclampsia）、早產；還有記憶力衰退、失眠、偏頭痛、頭暈、痲痹、白內障、失明、體虛、氣喘、皮膚炎、脫髮，孩子容易有過敏反應、濕疹、哮喘、鼻敏感、食物過敏等等。（尋找歐洲隱世醫學之六）

排毒方法一、二、三

天然排毒方法需要豐富的葉綠素，尤其是對付身體裏的重金屬。

科學家做過以下的實驗：餵懷孕的白老鼠同時服用葉綠素和甲基水銀，小白鼠在出生後二十四小時，與母鼠同時做血液、大腦、肝臟、腎臟中的含汞檢查。實驗資料顯示：在餵食葉綠素的群組中，母鼠和小鼠的血液和大腦含汞水平明顯偏低。實驗結果表示，持續服用葉綠素抑制汞進入胎兒，同時抑制汞惡性積累在母體的大腦中。

我在歐洲找回來一種豐富葉綠素群組ECM，含有超過十種有機植物，也含有超過十種天然礦物質：重金屬會在細胞外膜形成硬塊，葉綠素把這層硬膜溶化成為重酸性垃圾，礦物質把這種特殊的垃圾打掃、緩衝，然後通過淋巴輸送到皮膚排汗，及腎臟排尿出體外。

淋巴只輸送毒素但並不排出，如果淋巴與排毒部門的溝通被重金屬堵塞，淋巴系統便開始病變，甚至癌症。我身邊患淋巴癌的青年不到三十歲，還有才不到二十歲的，都是垃圾食物的「功勞」。

在排毒過程中，ECM中的礦物質還需要一種Rayobase酸鹼調節劑做外援，服用ECM後，再服用酸鹼調節劑，便能提高淋巴和腎臟處理強酸的功效，同時也為身體補充礦物質。這兩種營養補充劑都是天然粉劑，（請諮詢「食療主義」，電話：

我身邊患淋巴癌的青年不到三十歲，還有才不到二十歲的，都是垃圾食物的「功勞」。

2690 3128），有pH9.8的強鹼性能量。產品的發明者是德國一位海默思教授（Prof. Heimes），我們去他的實驗基地時，他特意為我們講解了一個下午。（尋找歐洲隱世醫學之七）

歐洲隱世醫學
立足於宇宙能量

人是大自然的產物。大自然如果沒有能量，也不可能衍生出萬物。

在這個大地上，中國人的祖宗可能是地球上最早意識到有天地能量存在，從而發展出一套學說，也驗證於醫學、哲學和玄學上，具體內容就是氣功、氣脈、易經和風水等。

西方要到相等於清朝時候，才發現這大自然的奧秘，但較東方人從人體氣感出發的玄妙，西方的發現與驗證，是從實體的儀器開始，發現這秘密並且發展成科學

ECM排毒功能屬於「陰能量」；中國人說的「陽能量」是上升的，而排洩的能量則屬於「陰能量」。

理論的，是兩百年前一位法國人，但把這套理論實踐在醫療科學上的是現代德國人。

德國人也參考了古代中國人在這方面的成就，一些解釋方法也採用了中國人習慣的字眼，譬如回到前文說的ECM排毒功能，海默思教授（Prof. Heimes）解釋，這屬於「陰能量」；中國人說的「陽能量」是上升的，而排洩的能量則屬於「陰能量」。他解釋說，ECM的排毒同時打通了身體中的「氣脈」（energy blockage）。有關海默思教授的能量醫學遠不止於此，但最好暫時打住，因為我練氣功多年，當我發現西方居然用實體儀器實現東方氣功的原理，我會愈講愈興奮，所以還是先回到排毒上，要知道健康從排毒開始。

嬰兒如果身體中有重金屬會有甚麼表現？（尋找歐洲隱世醫學之八）

重金屬遺毒三代

一位叫HY412的網友，在幾年前投放了一篇文章很有參考價值。她是一位很有愛心的工作媽媽，我很喜歡她的分享，希望她允許我引用其中一篇文章。

HY412：「囡囡在BB時期身體不吸收營養，體重很輕，屬於細碼BB，抵抗力弱，容易生病，每個月都要看醫生。五個月時患上腎炎。四歲時出現間歇性頭痛，六歲時頭痛頻密。」

HY412自己身體中帶重金屬毒：「主要徵狀是，青少年時期已頻密頭痛，消化不良，時常感覺疲倦，囡囡升小一後，我的脾氣突然變得很暴躁。我媽媽從小也時常頭痛，大家當作偏頭痛。三年前，囡囡頭痛很頻密，醫生問是否家族遺傳的偏頭痛。在美國主流醫療中，已經知道重金屬令身體抵抗力減低而引發很多病症，但現時美國只用排毒方法去治療過度活躍症和自閉症，成效理想……」

「重金屬毒普遍會引起長期頭痛、關節痛、皮膚病、鼻敏感，經常感冒、失眠、

「建議將來想有BB的父母，應該先檢驗身體內是否含重金屬。」

便秘、容易疲倦、脾氣暴躁、情緒病（不屬於精神科病）……」

HY412：「孕婦將重金屬傳給胎兒，（如果是母乳）嬰兒更不斷吸收／積累毒素。原本六月內嬰兒有免疫力，現在便失效，兩個月可以發高燒出玫瑰疹，三個月的BB脾氣暴躁，我個囡囡五個月大患上腎炎等等病症。建議將來想有BB的父母，應該先檢驗身體內是否含重金屬。」（尋找歐洲隱世醫學之九）

出生便是程咬金

HY412帶同女兒去做重金屬檢查，發現身體中的重金屬幾乎多過五金舖！

HY412說：「結果囡囡身體內含有過量的重金屬，包括鉛Lead、汞水銀Mercury、鈹Beryllium、鎳Nickel、銀Silver、銅Copper，其次是：鈦Titanium、鋅Zine。含量比我還要多。我身體內的重金屬包括鉛Lead、汞水銀Mercury，其次是鈹Beryllium。」

治療時間需要多長？

HY412：「我們經過約八至九個月的療程，囡囡的體重開始回復正常，由細碼變回中大碼，抵抗力增強了不少，很少看醫生了，我們的頭痛也很少出現。」

這篇文章在網上已經有六年，從中瞭解到從前的檢查費用和服用的「解藥」都很貴，比起我從歐洲找到的新一代「隱世醫學」，現在的科技更契合大自然，比較方便，也比較經濟（請諮詢「食療主義」，電話2690 3606）。但一切天然療法因為不賺錢，所以永遠被大集團封殺，也永遠不受主流醫學的承認，將來除非政府立法，否則大概都會繼續隱世。這些問題每天真實地影響我們每一個人，為甚麼沒有議員和政黨關心？有病痛的可能是我們其中一位家人，包括自己。

HY412在二零一零年留言，內容有助瞭解香港主流醫學在排毒療法上的發展：「數年前，利用吊液及吃維他命丸解毒的醫生，全香港不出十個，現在可能也沒有太多，但病者不太接受過長的療程和付出龐大的費用，因此排毒療法並不普及。」（尋找歐洲隱世醫學之十）

「數年前，利用吊液及吃維他命丸解毒的醫生，全香港不出十個，現在可能也沒有太多，但病者不太接受過長的療程和付出龐大的費用，因此排毒療法並不普及。」

孕婦和哺乳媽媽絕不可排毒

既然ECM可以對付重金屬毒，那麼孕婦可以服用嗎？絕對不可！我們的細胞膜外層組織叫細胞外基質，顧名思義，是造細胞膜的基本物質。

海默思教授說：「知道嗎？有重金屬毒的孕婦會把本來盤踞在細胞外基質中的汞毒排放給胎兒，比例達百分之三十！」當ECM把細胞中的重金屬帶出體外，有百分之七十通過淋巴腺排放到汗腺和腎臟，通過汗液和尿排出，另外百分之三十就進了嬰兒的體內。

那麼服用酸鹼添加劑Rayobase可以嗎？海默思教授說：「孕婦服用酸鹼添加劑Rayobase非常必要，因為孕婦和嬰兒都需要充分的礦物質。」

孕婦特別需要補充礦物質，這樣可以減少骨骼中重金屬毒的釋放。骨骼好比是營養存放箱，當身體中礦物質水準不足，骨骼中的存貨便跑出來支援，好比當身體中鈣水準偏低，骨骼中的鈣便跑出來支援，但這樣便形成骨質疏鬆，更糟糕的是，

排毒和補充礦物質不止是孕婦和孩子需要，整個家庭都需要，……平時多吃有高解毒功能的食物。

這時候如果骨骼中有鉛毒，骨鉛也同時被釋放出來；如果孕婦及時補充礦物質，身體中的正常礦物質水準正常，以上的情況便不會出現。酸鹼添加劑 Rayobase 無法排出重金屬，但含豐富身體必須的礦物質，所以海默思教授指出孕婦服用酸鹼添加劑 Rayobase 非常必要。

如果準備懷孕，在整個過程中都不應該化妝，以免接觸含鉛物質。（尋找歐洲隱世醫學之十二）

家中大小都需要**排毒**

採用 ECM 為孩子排毒，博士建議用成人份量的一半，適用於從六歲到十二歲的孩子，排毒周期四到六個星期。

ECM 是綠色粉狀，加入小杯溫水中攪開服用，然後再喝一、兩杯水。排毒需要很多清水把毒沖出體外，如果是成人，在夏天，每天中午前應該喝完四杯水，下午黃昏前再喝完四杯，一天最少兩公升。兒童可以少一點。

服用ECM同時服用酸鹼調節劑Rayobase，同樣是粉狀，加入小杯溫水中攪開，份量也是成人份量的一半，周期最少三個月，沒有服用期的限制，三個月後如果有需要便繼續。

身體每天都在流失微量物質，所以每天都需要補充，特別如果免疫低下、容易感冒、便秘、有慢性病、敏感體質、皮膚病、關節痛，或者有自閉症、多動症、抑鬱症、莫名其妙怪病等。

酸鹼調節劑Rayobase中包含的礦物微量元素有Potassium鉀，Calcium鈣，Magnesium鎂，Zinc鋅，都是身體每天要補充的營養補充劑，缺少礦物微量元素引起的身體問題另文探討。

排毒和補充礦物質不止是孕婦和孩子需要，整個家庭都需要，平時的飲食也應該多往這方面想想。用食療法排毒開始的兩、三天可能會有不舒服，這是好轉反應，此時內臟正在努力排毒，有可能拉肚子、頭痛、疲乏、原來的徵狀有可能加重，但食療不是化學品，所以不用緊張。

平時多吃有高解毒功能的食物，譬如芫荽（香菜）、奇異果（獮猴桃）、西蘭花、

用食療法排毒開始的兩、三天可能會有不舒服，這是好轉反應，此時內臟正在努力排毒，……但食療不是化學品，所以不用緊張。

柑橘、葡萄、菠蘿、青瓜（黃瓜）、菠菜、椰菜（包心菜）、芹菜等。（尋找歐洲隱世醫學，完）

母子都重金屬中毒

一名叫大江的讀者來信說自己血液中水銀含量很高，令其十分困擾。

大江：「最近我檢查身體，發現血液中水銀含量很高，正常人應在標準百分之五十四以下，我卻有百分之八十八，小兒子也有百分之五十六。據知國際標準大約在百分之九十二左右已屬於中毒。身體狀態也可能有徵狀，例如精神不振、抑鬱、記憶衰退等等，這些都令我十分困擾，也很擔心家人的健康。大兒子也有ADHD問題，丈夫和他安排了水銀的血液檢查。想請問螯合療程Chelation Therapy是否能有效去除重金屬？有副作用嗎？西醫採用的方法又如何？」

父母如果有重金屬，孩子幾乎都有ADHD問題。

答：「父母如果有重金屬，孩子幾乎都有ADHD問題。重金屬排毒不屬於主流醫學範圍，所以不瞭解西醫採用的方法。螯合療法Chelation Therapy是一種排重金屬方法，為患者打血管針，從血管中輸入藥劑。螯合療法是上世紀四十年代的產物，不排除有可取之處，但如果有更新、更廉宜、更不傷身體又有效的方法，為甚麼要去打血管針？譬如我介紹過的最新歐洲排毒食療ECM葉綠素粉，加上Rayobase酸鹼調節劑的功效，已可以有效排重金屬。螯合療法在美國和台灣大概需要五六千美元，聽說香港要收費幾十萬元！」

大江：「我們一家這兩年每天食用小量黨參、人參、花旗參等等，不知是否會引起水銀積聚的問題？可以將這些藥粉拿去哪裏檢驗？」

答：「可以帶去『食療主義』用『生物共振儀』做測試。」

大江：「可否告訴我詳細有關ECM自然排毒法，讓我可以用最安全的方法令我和家人重獲健康。」

答：「請上網info@WeHerbHK.com看看。」

大部份自閉症是由飲食引起

過去認為隨着年齡增長，ADHD的現象會逐漸消失，但根據最近的研究指示，有百分之三是到七十左右的ADHD案例會持續至成人期，其中的徵狀是注意力無法集中。

當然不一定注意力無法集中就等於是病，但如果可以通過對方的家人口中，從幼兒的飲食結構與行為開始做一個人生拼圖，追溯一下小學、中學以來的學習狀況，再觀察對方目前的狀況，看有沒有以下現象（資料來自百度）：一、學歷低（筆者按：因為有學習障礙問題）；二、社會性技巧不夠圓滑（在低收入行業中，市民遇到的不禮貌有可能不只是態度問題）；三、自信心低；四、常常感到不安；五、無法安定，同時持續性無法專注做完一件事；六、濫用酒精毒品及藥物的危險性變高；七、僅有百分之三十到四十的ADHD成人患者能適應日常生活的作息。

近年來，筆者又發現大部份的自閉症與多動症源自腸道健康，與大腦一點關係都沒有。

這部份人生活在社會邊緣，由於無法正常溝通，常遭人排擠，也就無法與他人正常交往與共事，會出現反社會或自殺等心理現象，「而由於藥價較貴、認識不足、導致無法得到治療。」藥價貴是個問題，但如果藥價不貴，是否增加痊癒機會？根據愈來愈多科研資料，證實大部份自閉症是飲食引起。另外，包括來自防疫針的重金屬中毒，不幸的是，主流醫生還沒有認識到這種關聯，把本來只需要戒口、注意飲食、排毒、服用蒜頭水、益生菌一類食物，就有可能改善徵狀的孩子當神經病人治理。

改善排便、自閉與多動

這幾年裏，筆者通過專欄在與廣大讀者的互動中有很多成功改善健康案例，其中布緯食療改善了癌症，不斷更新的食療方法改善了濕疹，椰子油改善了腦退化，青木瓜水煲茶改善了痛風徵狀、古方心路通改善了血管健康……

這些案例大部份記錄在我的一系列書中，包括《嚴浩秘方集》與《嚴浩偏方》、《嚴選偏方》。《嚴浩食療實戰錄》還得了獎。近年來，筆者又發現大部份的自閉症與多動症源自腸道健康，與大腦一點關係都沒有，通過與讀者的互動，也發掘了一系列證明有效的食療法，以下是其中一個還在進行中的案例。

焦慮的媽媽：「很想讓我六歲的兒子試試有機蒜頭汁！他在三歲時被評估為輕度自閉，時常會便秘，主要問題有情緒衝動和活躍過多，曾經嘗試給他食用益生菌，有改善便秘，停止食用之後又恢復便秘。」

筆者：「改善便秘之後自閉有沒有改善？」

焦慮的媽媽：「他的自閉徵狀主要表現在與同輩的交往方面，學習能力很強幾乎是資優生。便秘改善之後情緒會好點，與家長老師的互動都好些。如果幾天便秘未處理就有機會生病，食慾差，沒有精神或者咳嗽發燒等。」

筆者：「孩子在便秘改善之後情緒會好點，與家長老師的互動都好些，這就是了，應該堅持每天益生菌和蒜頭水，一定會有幫助，不需要擔心！去『食療主義』測試一下有沒有重金屬更好。」

益生菌、瑞典有機蒜頭汁有效改善腸道健康，重金屬也會引致自閉與多動症，

益生菌、瑞典有機蒜頭汁有效改善腸道健康，重金屬也會引致自閉與多動症，ECM葉綠素排毒粉幫助排便，也針對性排除身體中的重金屬。

ECM葉綠素排毒粉幫助排便，也針對性排除身體中的重金屬。表面複雜的問題，解決的方法可能很簡單。

亂吃六天變**腦殘**

新南威爾士大學（The University of New South Wales，簡稱UNSW），是澳洲一所世界頂尖研究型學府，大學中的學者最近發現，老鼠在服食以高糖和高脂肪為主的速食食物才六天，記憶力已經開始衰退，同時老鼠腦中的海馬記憶體部份開始發炎。

海馬記憶體負責形成記憶和儲存記憶，發炎愈嚴重，記憶力愈衰退。參加科研的Margaret Morris博士說：「科研中最令人驚訝的發現是大腦衰敗的速度。」老鼠才吃了垃圾食物六天，大腦已經開始衰敗！垃圾食物包括：甜品糕點、炸薯條、薯片、餅乾、甜麵包圈、汽水飲品一類的食物。

如果食物健康，只吃甜品又如何？食物健康、只喝糖水的老鼠，大腦同樣迅速衰敗。博士作結論說：「即使飲食結構沒有高脂肪，只有高糖，一樣造成大腦迅速衰敗。」海馬記憶體功能衰敗後無法恢復，科研學者發現，即使老鼠戒除高糖高脂肪食物，只吃健康食物，已經衰敗的大腦也無法康復。老鼠吃垃圾食物的日子只有六天，博士說：「老鼠在六天中當然不會變得癡肥，這說明了一點，在體重明顯增加之前，腦敗壞和記憶力衰退現象已比體重變化先發生了。」

垃圾食品不會影響辨認能力，無論習慣性進食健康或者不健康食物，老鼠都有能力辨認物體，但被影響的是記憶力。這個科研結果發表在《大腦、行為與免疫力雜誌》（Brain, Behaviour and Immunity），原載於《University Herald Reporter》。

大學中的學者最近發現，老鼠在服食以高糖和高脂肪為主的速食食物才六天，記憶力已經開始衰退，同時老鼠腦中的海馬記憶體部份開始發炎。

暴飲暴食＝毒品上癮

英國郵報網報道（Telegraph.co.uk）：垃圾食品對人類大腦來說相等於海洛英！

在美國佛羅里達的斯克里普斯研究所是一所非商業性的研究所（Scripps Research Institute in Florida），科學家們發現漢堡包、炸薯條、薯片和香腸這類加工食物好比駭客，可以騎劫人類大腦，強制性吃進更多高糖、高鹽和高脂肪食物，效果等於煙癮和毒癮，垃圾食品可以讓實驗室的老鼠上癮，效果如同人類吸毒，科研結果發表在網上的「自然神經科學」（Nature Neuroscience）。

科學家有史以來第一次提出：垃圾食品對人類的大腦來說相等於海洛英！這個實驗花了三年時間考證，領導這個實驗的是神經科學家Paul Kenny博士，證實垃圾食物中確實含有令人上癮的物質。

Kenny博士說：「強制性進食可能是癡肥的成因，治療強制性神經徵狀的方法

新的資料展示了最全面、最無可爭辯的證據，即毒品上癮和暴飲暴食引起的癡肥基礎在同樣的生理、心理機制上。

在發展中，其中包括治療毒癮，這類方法對治療暴飲暴食引起的癡肥也可能同樣有用……新的資料展示了最全面、最無可爭辯的證據，即毒品上癮和暴飲暴食引起的癡肥基礎在同樣的生理、心理機制上。」

毒品上癮和癡肥基礎在同樣的生理、心理機制上！沒有自制的飲食習慣逐漸發展成暴飲暴食，當發展至無法控制的暴飲暴食，即強制性進食時，其實已相等於毒品上癮，癡肥只是外表，出毛病的是生理和心理系統。（一）

愈肥愈不開心

繼續介紹上文說到的試驗。

這個試驗將老鼠分為三組，每組除了提供標準飼料外，還提供人類的垃圾食品：巧克力、糖霜蛋糕、奶油蛋糕、芝士蛋糕、香腸和培根（鹹燻肉），但每組老鼠的待遇不同：第一組可以隨時享用垃圾食品；第二組每天只有一個小時食用垃圾

身體中不乾淨脂肪過多的人情緒不穩定，很容易發脾氣。

食品；第三組是健康寶寶組，完全不允許攝入垃圾食品。

比較發現，第一組攝入的卡路里比健康寶寶組高出兩倍；第二組雖然每天只有一小時吃垃圾食物，但吃進去的卡路里已相等於第一組的百分之六十六，即超過健康寶寶組一倍！看得出來，科學家是以人類的習慣做這樣的比較，第一組相等於隨時可以吃垃圾食物的我們，第二組相等於只在午餐時吃垃圾食物的成人或者學生。

習慣了吃垃圾食物後，想改變飲食習慣需要兩個星期，實驗室的老鼠被終止提供垃圾食品後，兩個星期內都食慾不振，寧可捱餓也不吃健康食物，兩星期後才逐漸恢復正常飲食。

（這個逐漸改變飲食結構所需要的時間，人與動物是一樣的，所以為了服用布緯食療改善癌症而戒口的人，最困難的是開始時的兩到三個星期。）

飲食為大腦提供愉悅感，科學家用微電波刺激老鼠大腦中的愉悅神經代替食物，發現為了使習慣吃垃圾食物的老鼠達到與健康飲食的老鼠一樣的愉悅程度，需要用更強的電波；即食用垃圾食品的老鼠更容易不快樂，也不容易變得快樂。這與人類是一樣的，身體中不乾淨脂肪過多的人情緒不穩定，很容易發脾氣。（二）

腦退化可以從孩童開始

「吃垃圾食物會上癮，變成惡性循環，愈吃愈多，吃垃圾食物的老鼠，比那些健康飲食的老鼠，多攝入兩倍卡路里。」Kenny博士說。

「當停止為老鼠供應垃圾食品，改用蔬菜沙拉代替，已上癮的老鼠立即拒絕進食，寧願餓死也不就範，兩星期後才逐漸習慣新的飲食結構。」Kenny博士說。

這項研究證實了多年來癡肥患者的說法，即垃圾食物一旦上癮便很難戒除，與煙癮、酒癮、毒癮等等一樣。大腦中的一部份神經負責提供愉悅感，上癮的老鼠這部份機制的化學平衡功能逐步退化，意思是說，本來這部份的神經是為了感受和傳遞飽食帶來的愉悅，但這個功能變得愈來愈退化，患者老覺得沒有飽的快感，明明已吃得撐住了，還是沒有飽的感覺，形成病態的強制性進食，吃下更大量的高熱量、高脂肪、高糖的食物，直至癡肥。

垃圾食物上癮的速度很快。垃圾食品上癮引起的大腦變化相等於吸毒，也相等

垃圾食物上癮的速度很快。垃圾食品上癮引起的大腦變化相等於吸毒，也相等於過份依賴藥物、即自我強制用藥的病態。

於過份依賴藥物、即自我強制用藥的病態。

最近的調查數據發現，英國四分之一的人有癡肥問題，婚後癡肥的人比同齡單身者高出兩倍。預計到二零二零年，十個男人八個超重，十個女人七個太肥，官方的「展示報告」警告：心臟病、糖尿病、中風發生的幾率隨着腰圍的增加而增加。（Government-commissioned Foresight）（三）

自閉、多動大部份病在腸道

《嚴浩食療實戰錄》中有一篇文章報道過Ritalin，文中報道「精神健康網站」（Mental Health, Sara Novak）對這種藥的評估：「（在美國）有三百萬孩子被灌一種叫Ritalin的藥（因為自閉症和多動症），孩子們吃了這種藥以後普遍出現更嚴重的健康問題，包括失去胃口、沮喪、失眠。」

讀者中有一位「孩子媽媽」，她的孩子有注意力集中問題，「孩子媽媽」來信說：「試了（Ritalin）兩個多月，對我來說是一個恐怖的夢，他（孩子）的焦慮加深，過馬路怕被車壓倒，常常洗手，做一趟功課洗十次，連坐電梯也怕被電梯門夾，他以前從不是這樣的，人也瘦了許多，目光呆滯。那時剛好九月適應小一，在課堂表現仍然慢和發呆，我心如刀割，自覺害了兒子，再去覆診時如實向醫生報告，豈料她說要加藥！我心下一冷，轉身離開診所再也不回去……」

我估計這位讀者在信中沒有把事情講清楚，她的女兒應該有注意力集中問題，所以醫生開Ritalin，但是根據最新資料，大部份自閉症和多動症的孩子的病因並非在大腦，而是腸道健康出了問題，不要把消化問題當神經病，不要把有注意力集中問題的孩子當神經病人，不要強迫孩子吃精神病藥！這也是《嚴浩食療實戰錄》討論的其中一個問題。（四）

大部份自閉症和多動症的孩子的病因並非在大腦，而是腸道健康出了問題，不要把消化問題當神經病，不要把有注意力集中問題的孩子當神經病人，不要強迫孩子吃精神病藥！

吃貴藥又吃冤枉藥

醫生開精神科的藥Ritalin十毫克，讓「心急人媽媽」患有活躍症的十五歲女兒服用後，「情況改善」……

心急人媽媽說：「早上，上堂只睡一至兩分鐘，之後精神可以集中，但藥好貴二十六元/粒，藥房六元/粒，但必須有醫生紙，似乎已是長期病患，要長期食。上堂會食一粒，假期不食，情況都OK，可能活動多一點。現在在一間band 1（本區top 2）讀中四，成績100/145，身高體重比例是一百五十八厘米/一百二十五磅，比正常重十磅。有天生卵巢多囊症，要每三個月食通經藥……」

果然是偏向肥胖，還有天生卵巢多囊症，這樣已經是免疫力系統的病，醫生單單針對活躍症開藥，還開神經科的藥，真的是牛頭不對馬嘴。

心急人媽媽續道：「她的性格被動，不願動，不願參加活動，自信心低，不願接觸新事物，無自閉，但思想有時比較特別，小時候多一點，現在大了好一點。喜

這位家長有點本末倒置，她認為情況令人憂慮的是要長期吃貴藥，反而不是孩子的病。

歡奶類、芝士、飲品、肉類、湯汁，而蔬菜、生果都食，但要大人叫才食，不太願意食，尚算可以。情況令人憂慮的是，好像要長期食藥又貴，希望你給我一些意見，非常謝謝你。」

這位家長有點本末倒置，她認為情況令人憂慮的是要長期吃貴藥，反而不是孩子的病。但生活的壓力真的很大，又因為家人的病而再加重開銷，這位媽媽很值得同情。（五）

三大致肥原因

心急人媽媽的十五歲女兒，被醫生診斷為輕度多動症、注意力不集中，由於多動症或者自閉症的孩子幾乎都有便秘，或者腸漏症問題（長期肚瀉），飲食也不會健康。

我想問問這位讀者的千金有沒有大便問題，同時，我又覆查了她平時的飲食習慣：「喜奶類、芝士、飲品、肉類、湯汁，而蔬菜、生果都食，但要大人叫食才食，不太願意食，尚算可以。」

這女孩的飲食，屬於太多蛋白質、太少新鮮蔬果、太少纖維的垃圾飲食結構，加上喜歡「飲品」，指的自然是冷飲，結果肯定是寒把濕困，形成三大致肥條件：細胞中的廢水排不出去，宿便排不出去，脂肪無法代謝。

這女生的內臟非常不潔，寒再加上內臟不潔，肯定引起婦科病，所以她有所謂的「天生卵巢多囊症」，其實根本不是天生而是後天的。同時她一定超重，事實上，按照這位媽媽的來信，她超重十磅。以上也是她嗜睡的原因，高糖、高脂肪、缺乏纖維的飲食會引起血液太稠，腦細胞因而缺氧，甚至退化，有關食物和腦退化的研究我已不止一次報道過。

為了求證，我再一次想確認這位讀者的千金有沒有便秘，結果令我大為驚訝，心急人媽媽竟然這樣回答：「女兒沒有便秘，沒有大便問題。」

大便竟然正常！難道一切推理只是我無中生有？（六）

細胞中的廢水排不出去，宿便排不出去，脂肪無法代謝。

你有自閉症嗎？

由於百分之六十以上多動症或者自閉症的孩子，幾乎都有便秘或者腸漏症（長期肚瀉），我想問心急人媽媽患有多動症的十五歲千金有沒有大便問題，結果心急人媽媽竟回答：女兒沒有便秘！

我不由得想，難道是推理的方向錯誤，患者是通過疫苗引起的重金屬中毒？但也有可能是寫信人的認知問題，我已回覆讀者來信超過一萬封，從中積累了一些經驗，不少人其實不知道甚麼叫「垃圾食物」、「健康飲食」、「便秘」、「多纖維飲食」、「多喝水」、「高糖、高脂肪」、「甜品其實吃得不多」、「很少喝冷飲」……

譬如心急人媽媽來信中的一句「不太願意食蔬菜水果但尚算可以」就很模糊，到底「尚算可以」是甚麼程度？每天吃兩條菜還是兩碗菜？所以我換了一個方法再追問，這次不問有沒有便秘，而是更具體。我問：「每天大便幾次？每天都有大便嗎？」

有多動症或者自閉症的孩子普遍有便秘或者腸漏症，腸道健康了，徵狀也會逐漸減輕。

知道心急人媽媽怎麼回答嗎？她答：大概一至兩日有一次大便。一、兩天才一次大便叫沒有便秘？正常的大便應該是每頓飯後一次，連每天有一次大便都叫輕微便秘！有多動症或者自閉症的孩子普遍有便秘或者腸漏症，腸道健康了，徵狀也會逐漸減輕。

很多人到成年以後都不知道自己有自閉症，或者注意力不集中毛病，很多人連普通的閒聊都無法集中講一個題目，會在聊天中不停「換台」；也有人以為不愛説話、不合群是性格問題，與健康無關。朋友小時候有自閉症，成年後一直有腸漏症，與人相處格格不入，後來戒了麥製品後慢慢有改善。這些患者不論年紀，只要改善腸道健康，所謂的性格問題也逐漸得到改善。（七）

自閉多動食療秘方

有多動症和自閉症的患者，建議用以下的食療方法。

我本來想寫「有多動症和自閉症的孩子」，換了「患者」，是發現很多成人都以為自己只有便秘或者腸漏症（常年瀉肚子），而不知道自己其實有注意力集中的問題，或者有溝通、交友、情緒的問題，這都是腸道健康引起的。可以自己留意，在消化問題嚴重時，是否以上的徵狀會加重。

建議：一、服用歐洲有四種功能的益生菌，便秘和腸漏症需要服用不同的益生菌；二、瑞典有機蒜頭水；三、磷蝦油；四、酵素；五、要每天喝八杯水（共兩公升），每小時喝一杯，保證水份充足，可以洗腸、洗細胞。桑葉茶更好，每天喝四到五個茶包，可以喝到八包（八克，以「食療主義」的桑葉茶茶包為標準）。針對平時飲食中纖維不夠、新鮮蔬果太少的人群，桑葉茶喝完後把茶渣嚼爛吞下，用茶送服，有排便、去水、去脂肪功能。用桑葉茶的粉可能更好，「食療主義」的桑葉

一、服用歐洲有四種功能的益生菌；二、瑞典有機蒜頭水；三、磷蝦油；四、酵素；五、要每天喝八杯水；六、每天吃小米粥。

茶有兩種選擇；六、每天吃小米粥，要稠一點，可以多煮一些放進冰箱，吃時加熱。可以加番薯在小米粥中。

同時建議，有腸漏症的患者在六個月內不要服用麥製品，包括麵包、糕點、麵、饅頭、速食店的麵粉炸雞等等。多菜少肉，戒冷飲、煎炸、甜品、垃圾食物。

（這位患者還有卵巢多囊症，食療應該以布緯食療為主幹，可以不用磷蝦油，其他如上，必須少肉。）（完）

放任孩子吃垃圾食物的結果

有位讀者來信，分享生物共振對孩子的自閉症／多動症的正面效果（這兩種徵狀可能同時出現在一個人身上）。但先參考以下另一封來信，這是其他還沒有用生物共振儀的自閉症孩子家長的來信。

Ms.L：「近日在電視新聞中得知一種與自閉症有關的病症『苯丙酮尿症』，幾乎所有病症皆在我有自閉症的女兒身上發現，如腦部神經受損呈金黃頭髮、皮膚色素脫失、嚴重濕疹、皮膚痕癢、亢奮、抽搐等，據聞是食物蛋白質中的苯丙氨酸代謝障礙，由於肝臟的苯丙氨酸羥化酶活性降低，或其輔酶四氫生物喋呤缺乏，導致苯丙氨酸向酪氨酸代謝受阻，血液和組織中苯丙氨酸濃度增高，尿中苯丙酮酸、苯乙酸和苯乳酸顯著增加，積聚了的苯丙氨酸苯丙酮酸等，在身體不同部位造成以上的各種傷害。為了補充失去的酶（酵素），寄望可食用的酵素可提供幫助，未知嚴導演可否介紹有關的酵素種類，或其他針對苯丙酮尿症有關的食療。謝謝！」

苯丙酮尿症是少數可以控制的遺傳病，這個徵狀可以引起自閉症，但不是唯一引起自閉症的原因，事實上，百分之六十以上的自閉症不是遺傳而是來自不健康的飲食，這說明為甚麼現在的所謂自閉症／多動症孩子愈來愈多，其實是家長與學校對這個病完全不瞭解，放任孩子吃垃圾食物而引起的。

好消息是，以上兩種起因都可以通過戒口與正確飲食改善甚至治癒，但瞭解這個關鍵問題的家長與學校實在太少了。（一）

百分之六十以上的自閉症不是遺傳而是來自不健康的飲食，這說明為甚麼現在的所謂自閉症／多動症孩子愈來愈多，其實是家長與學校對這個病完全不瞭解，放任孩子吃垃圾食物而引起的。

其實醫生不懂自閉症

讀者來信說，近日在電視新聞中得知通過飲食可以改善自閉症，請首先注意一個事實：這可能是香港首次以新聞形式，正式確認改善某種自閉症應該從食物開始。

自閉症可以與食物有關、與消化系統有關（以致無法代謝某種食物中的蛋白質）、引起腦部神經受損，所以，絕對不應該通過服用神經科的藥物去「治療」自閉症。這個連帶關係我已經在專欄中連番疾呼超過兩年，去年出版的《嚴浩食療實戰錄》收錄了部份文章。沒有人像我這樣為自閉症持續性疾呼，只因為我覺得孩子實在可憐，他們的未來還沒有開始。感謝也注意到這事的新聞報道，我會繼續推動社會對這個病的認識和重視。

自閉症的孩子愈來愈多，是由於家長和老師對這方面知識貧乏，放任孩子吃垃圾食物，甚至錯過了改善和康復的機會。有讀者反映為了讓自閉症的孩子在學校也

自閉症可以與食物有關、與消化系統有關（以致無法代謝某種食物中的蛋白質）、引起腦部神經受損，所以，絕對不應該通過服用神經科的藥物去「治療」自閉症。

戒口，希望老師安排孩子吃不含麥的食物，但換來老師嗤之以鼻，認為讓這種孩子吃神經病科的藥就可以了。這種無知與冷漠不應該發生在傳播知識的學府，而且受害者是個完全無助的孩子！

再引用一條重要資料，根據網上「香港自閉症聯盟」資料：「多重研究揭示許多自閉症兒童的消化不良，吸收不好，腸內病菌過度生長（真菌、細菌和病毒），以及異常的腸漏。許多家長起先意識不到孩子的自閉症跟胃腸異常有甚麼關聯；更加不幸的是，許多醫生還沒有認識到這種關聯……」這就是目前的實況，連許多醫生都還沒有認識到食物與大腦的關連！（二）

自閉症無有怕

以下的資料我已收集在《嚴浩食療實戰錄》中，現再重複一遍。

根據網上「香港自閉症聯盟」資料：「……很多家長報告他們的孩子有便秘、腹瀉，有時交替出現，放屁頻繁、打嗝、大便異味等。含有重金屬的疫苗和反覆使用的抗生素……（引起）許多或者幾乎所有自閉症兒童，都有某種形式的免疫系統失調，是導致胃腸道發炎的原因之一。腸道組織內長期存在病毒、真菌和病菌，這些病症構成了許多自閉症兒童的主要病因。」

我曾經介紹過，這些徵狀包括重金屬中毒，都可以用食療方法改善，包括「食療主義」的ECM重金屬排毒粉、蒜頭水、益生菌、亞麻籽油等，但一切要從戒口開始，沒有戒口就沒有解決方法，剩下的唯一出路就是把孩子當神經病人去治理。有關戒口的細節，及孩子服用精神科藥物後的慘痛結果，請參考《嚴浩食療實戰錄》。

從戒口開始，服用以上的食療，孩子的徵狀會開始改善，如果加上生物共振能量平衡，效果更顯著。

以下的來信來自一位多動症/自閉症孩子的媽媽，這個孩子唸幼兒園，治療師吳小姐對他印象很深：「剛來做治療的時候，活躍的程度好像快要把治療室拆了！」

孩子的媽媽很細心，把孩子做治療後的表現記錄下來，開始的改變是微小的，外人看來微不足道，甚至不會留意，只有媽媽的心明白：「看見曙光了！」（三）

從戒口開始，服用以上的食療，孩子的徵狀會開始改善，如果加上生物共振能量平衡，效果更顯著。

感人的母親來信

一位自閉症/多動症孩子的媽媽來信，她帶孩子去「食療主義」做生物共振能量平衡，以下是治療後的記錄。

Queenie：「十一月二十八日第一次治療後的當天，兒子看見我在課室門口接他放學時，立刻向我跑來之際，竟停下來面向同學揮手說再見，來回應其他小朋友，以前都是需要別人提醒的。」

來信很長，我看完第一天的記錄已經心頭發熱，一個在外人看來微不足道的揮手，在孩子媽媽的心中竟引起無限的疼愛。

「十二月三日上playgroup，唱hello song時，兒子可模仿老師動作，主動跟旁邊的小朋友握手，give five……以前是我在旁捉着他的手完成的。」

這些描寫好像電影中的溫馨情節。

「除了以上的開心分享外，還有當他看DVD時，也會跟着唱及做動作，明顯比

來信很長，我看完第一天的記錄已經心頭發熱，一個在外人看來微不足道的揮手，在孩子媽媽的心中竟引起無限的疼愛。

以前多了，甚至看完後還會不時重複唱及做。十二月六日兒子上playgroup的時候很不合作，大吵大鬧，又跑又踢，甚至還在地上打滾，就是因為沒有他想玩的鞦韆，課堂還沒結束便離開了。

（四）

「十二月七日，很開心看見兒子可以自己拿着牙刷刷牙，這是他的第一次……」

孩子的情緒改善了

Queenie：「十二月九日兒子游泳很有進步，特別在手腳協調方面，而且手臂有力了很多，連教練也是這麼說。」

自閉症的孩子通常有協調的問題，記得孩子做第一次能量平衡是在十一月二十八日，十二天後已經發現手腳協調有進步。

Queenie：「十二月十日，雖然兒子喝了兩大杯飲料，但小便的次數明顯沒有以前頻密。

十二月十一日，覺得兒子在理解方面比以前進步了，最驚訝的是他可以回答我的簡單數學問題，例如一加一、二加二、三加三等於多少。

令我最開心的是他可以用詢問的方式表達自己，例如：我可不可以……」

「我要」與「我可不可以」的分別，前一種是表達直接慾望，後一種是邏輯思維，運用了大腦不同的部位，通常有行為問題的孩子無法運用大腦中管理邏輯部份的腦細胞。這離開第一天能量平衡治療是兩個星期。

Queenie：「十二月十八日發現兒子學寫字的時候手指明顯比以前有力，同時學寫中文新字的能力也高了，當天還發現他說的句子比以前長。

除了以上改善外，兒子的情緒比以前安定了很多，以及不停想吃東西的毛病也減少了。」（五）

自閉症的孩子通常有協調的問題，記得孩子做第一次能量平衡是在十一月二十八日，十二天後已經發現手腳協調有進步。

孩子懂得害羞了

Queenie的來信中說到對兒子在連續戒口與做生物共振能量平衡之後的觀察情況。

「兒子的情緒比以前安定了很多，不停想吃東西的毛病也減少」，情緒比以前安定，是因為大腦中管理思維的這部份腦細胞開始正常運作，腦細胞之間開始正常溝通，這對無法控制情緒的多動症孩子是改善和復原的跡象。

Queenie：「一月七日，去超市時可以幫媽媽推車，而且還能聽指令。一月十六日，和哥哥玩槍時模仿槍的聲音、一邊走一邊哼歌，當被人發現還懂得害羞。一月二十六日，主動叫公公跟他玩擲球。

一月二十七日，學媽媽做sit up。一月二十九日，在畫板上寫了個『下』字。

一月三十日，當他發現鐵門沒關好會主動關好，然後望着你想得到讚賞，還會把學會的東西再做一遍，然後還會請家人分享他的喜悅。」

「看見你在專欄提及自閉症戒口，請也要強調要戒清才有效，不要以為食少少不重要，連調味料都要小心，最好只落鹽、健康油。……」

孩子的每一個細小改變都看在做媽媽的心裏，我們細細體會字裏行間做媽媽的心情，是不是很感動？

一位有相同經驗的媽媽曾經為我們分享很重要的經驗，她這兩天再來信。

Ms. Ho：「看見你在專欄提及自閉症戒口，請也要強調要戒清才有效，不要以為食少少不重要，連調味料都要小心，最好只落鹽、健康油。有人說戒口沒效，是因為沒戒清，或孩子在校偷吃同學的零食。出街吃飯要吃可消化的 gluten（麥），casein（奶類）的酵素。就好像鼻敏感，有一丁點致敏物都已觸發敏感。」

再次提醒：必須以家長和老師為主導，嚴厲為自閉症/多動症孩子戒口。

後記：Queenie 寫孩子康復日記後三個月，就是這本書付印前，我們問 Queenie 孩子健康有沒有改進，還有沒有寫日記，她說：「我沒有再記孩子的康復日記，因為已經把他當正常小朋友看待。」Queenie 的孩子在做生物共振三個月後自閉症明顯改善，但仍然每星期帶孩子去食療主義做生物共振一次。在這三個月中，食療主義的家訪隊去她的家中為她和家人清理了電磁波污染，也根據地理磁場儀器的數據發現了 Queenie 的孩子正好睡在地磁綫上，於是也為他轉了床位。有關地磁綫的文章，這本書付印的時候還沒有在報上連載，見諒。（六）

濕疹、自閉有辦法

濕疹與大部份自閉症的起因很像，都是從消化系統開始，以及與食物敏感有關，我連續在專欄中分享了很多案例，證明在戒口的前提下，改善飲食和服用適合的營養補充劑，濕疹便改善甚至治癒，自閉症／多動症徵狀也有改善。

既然是這樣，為甚麼還要建議同時使用生物共振儀？

先重溫一下香港自閉症聯盟的網上文章摘錄：「……許多或者幾乎所有的自閉症兒童都有某種形式的免疫系統失調，是導致胃腸道發炎的原因之一，使腸道組織內長期存在病毒、真菌和病菌，也成為許多自閉症兒童的主要病因。」所以，這裏還有個免疫系統失調的本因問題，戒口加上食療可以對付得了胃腸道發炎和腸道組織內長期存在的病毒、真菌和病菌，如果假以時日，也可以改善免疫系統失調的本因，但需要比較長的時候。

當主流醫學面對這兩種病束手無策的時候，有一派醫生會說患者長大以後徵狀

戒口加上食療可以對付得了胃腸道發炎和腸道組織內長期存在的病毒、真菌和病菌，如果假以時日，也可以改善免疫系統失調的本因，但需要比較長的時候。

會改善，這樣孩子的長大過程會很痛苦。一些孩子天生比較弱，或者後天遇到一些包括電磁波等影響的看不到的因素，濕疹與自閉症等徵狀就會不停反覆。恢復免疫系統健康沒有藥，在戒口和食療的堅持上，目前存在於地球上有效又沒有副作用的方法，大概還有兩種：第一，每天堅持練功，包括散步、氣功、太極、瑜伽等內家功。第二，通過現代科技產物生物共振儀做能量平衡，儀器用看得見的數字說話，不搞玄虛。（七）

生物共振幫助細胞運動

主流醫學至今不明白免疫系統的具體運作方式。免疫系統的意思是指身體自我復原的神經與脈絡，包括從腦下方延伸到脊椎底部的自主神經，與身體中最長的迷走神經。這組神經的運作是有條件的：我們必須為身體營造一個可以自我復原的條件，如果缺乏這個條件，就出現上文說的免疫系統失調。

我們的全身細胞每三到四個月經歷生老病死的過程，意思是每三到四個月全身細胞都換了一代，如果我們善對身體，健康在每一次細胞換代的時候都隨着改善一點，反之，便衰退一點。這樣便出現一個問題：如果我有濕疹，我又善待身體，四個月後我的濕疹理應隨著我原來的病細胞死亡而徹底康復，但為甚麼濕疹還會反覆？要知道：細胞每四個月換代，但細菌不會隨細胞換代，細菌還盤踞在身體中！此其一。還有，細胞是靠分裂延續生命，假設健康指數滿分是十，不健康的細胞健康指數是五，那麼新分裂出來的細胞健康指數也只能是五。

身體在長期亞健康的狀況下，好比一塊瘦田，害蟲細菌比別人多，長出來的瓜果抗旱抗寒的能力也比人低比人細小。通過生物共振幫助細胞「運動」，細胞改善健康的速度加快，質量也提升，當身體的大環境有了提升，人體自癒功能便能正常運作，治標又治本。（完）

這組神經的運作是有條件的：我們必須為身體營造一個可以自我復原的條件，如果缺乏這個條件，就出現上文說的免疫系統失調。

你是否孩子的加害者

以下的來信清楚看到一些老師對自閉症孩子的態度，其中看到自閉症／多動症的環境成因和孩子們的痛苦，這些大人的無知與固執在無意間使到自己成為孩子健康的加害者。

讀者B君來信：之前也有注意到先生寫過ADHD（多動症）與麩質的關係，小兒去年被政府支援處評估屬自閉症譜系（ASD, Autism Spectrum Disorder），但讀的是普通幼稚園，每天在學校都有茶點，昨天我去家長會向老師解釋ADHD跟麩質可能的關係，然後跟老師商量可否自帶茶點，但遭老師質疑可信度，說自閉症是由神經和遺傳引起的，就算不吃麩質神經問題仍舊存在，主要還是要從行為引導，多跟小兒做一些互動遊戲，言下之意是我棄本求末，根本的不做，卻信偏方，最後仍沒成功說服她們，我很苦惱，因為看學校的茶點，每天都是麵包、蛋糕、餅乾、烏冬、意粉這類麵粉做的食物。」

這組神經的運作是有條件的：我們必須為身體營造一個可以自我復原的條件，如果缺乏這個條件，就出現上文說的免疫系統失調。

每天都是麵包、蛋糕、餅乾、烏冬、意粉這類麵粉做的食物，我可以打賭，在這一群孩子中，大便正常的大概沒有幾個，即使還沒有出現自閉/多動問題，孩子們中也會有不同程度的睡眠問題、皮膚問題、鼻敏感或者哮喘問題。

到底甚麼是麩質？麩質與麥是否同等？與麥製品有甚麼分別？讀者B君也希望多瞭解：「……麩質不耐受到底是哪些食物不可吃呢？」（你是否孩子的加害者之一）

甚麼食物有麥麩？

大部份的自閉症/多動症孩子，與不少有濕疹等皮膚病、或者持續性拉肚子的人都有麩質不耐受徵狀，就是對麩質食物敏感，必須戒口，麩質不耐受到底是哪些食物不可吃？

讀者B君帶着孩子去「食療主義」做生物共振測試，以下是後來的通信。

B君：「……還有就是測試的結果，我和小兒都對麩質不耐受，令我不解的是，我查了資料，麩質的來源應該主要是來自小麥、大麥和黑麥，但經測試我和小兒均沒有小麥、大麥和黑麥的不耐受反應，那到底『食療主義』給我們做測試的麩質來自甚麼食物？如果連小麥大麥黑麥這些主要含麩質的食物都可以吃，那到底是甚麼食物我們不要吃呢？」

意思是說，測試結果顯示患者可以吃全小麥和全大麥、全黑麥，但不可以吃這些作物被加工後的食品。

「食療主義」的同事Lulu對這方面做了不少研究，她這樣回答：「小麥加工後變成的麵粉是做麵包、糕點、披薩、麵等食物的原料，是一般人常吃的食物，問題也出在這些食物上。食療主義測試的麥麩食物暫時只針對小麥的麥麩（gluten），因為市面更多的是小麥加工成為麵粉後做的食物。小麥本來所含的鐵質含兩個不同的氨基酸——非溶性的glutenin和可溶性的gliardin（醇溶蛋白），有些人的測試顯示對醇溶蛋白無不耐受，但對非溶性的鈇質有不耐受，即可以吃全小麥食物，因為這兩種氨基酸本來就有互相平衡的作用。雖然是這樣，患者最好還是盡量避免，只

有些人的測試顯示對醇溶蛋白無不耐受，但對非溶性的鈇質有不耐受，即，雖然可以吃小麥食物，但不理想，最好避免，除非食用無麥麩（gluten-free）的小麥產品。

吃無麥麩（gluten-free）的小麥產品。」

加工食物已經破壞了天然食物中本來的平衡，白麵粉、白米、白糖之類是經過加工後的非自然產物，是營養不平衡食物，這樣就成為一部分人的病因。大自然的奧妙從中更可以窺見一斑。（你是否孩子的加害者之二）

甚麼食物無麥麩？

有麩質不耐受徵狀的患者，為了安全，應該只吃標明無麥麩（gluten-free）的小麥產品。

還有一個細節，世界各國對無麥麩（gluten-free）的小麥產品標準不一樣，同時，有些人不但對麥麩有不耐受，連小麥的其他成份亦有不耐受，這樣就明白，為甚麼明明吃了標明是無麥麩（gluten-free）的小麥產品還是會引起不良反應。因此建議，最徹底的方法是完全避免小麥產品，改成只吃米（最好是糙米、五穀米、十穀米一類）、吃藜麥、蕎麥、燕麥（即麥皮）、小米、薯仔、番薯、芋頭、玉米、豆（特別是鷹嘴豆、黑豆）這一類食物。學校食堂中的食物每天都是麵包、蛋糕、餅乾、烏冬、意粉、快熟麵這類用小麥麵粉做的食物，對引發與激化自閉症/多動症、皮膚病、大便不正常，全部都有可能是元兇。「食療主義」有藜麥加米做的義大利粉，有藜麥做的餅乾，有補充消化酶的天然酵素食品如木瓜素、酸椰菜汁等。

問：不耐受是等於敏感嗎？

答：不完全相同，食物不耐受是指身體缺少某種消化酶而不能吸收某種食物，通過飲食的調整可以減低徵狀。食物過敏是免疫系統把某些食物當敵人，產生不必要和不應有的反應，有時會嚴重到需要馬上送醫院，對花生過敏者經常是這一類。我的朋友與行家中有對米甚至對香蕉過敏，食後會暈眩、休克。這種過敏需十分小心處理，但有案例顯示，通過生物共振儀調整了免疫系統後情況大幅改善。（你是否孩子的加害者之三）

最徹底的方法是完全避免小麥產品，改成只吃米（最好是糙米、五穀米、十穀米一類）、吃藜麥、蕎麥、燕麥（即麥皮）、小米、薯仔、番薯、芋頭、玉米、豆（特別是鷹嘴豆、黑豆）這一類食物。

是你讓**殺手**進入孩子身體

食物過敏的徵狀，譬如花生過敏，主要表現在皮膚、胃腸和呼吸道上。

皮膚徵狀通常有風疹、水腫和瘙癢等；胃腸徵狀包括急性嘔吐、腹痛和拉稀；呼吸道徵狀則有喉頭水腫、咳嗽、嗓音改變以及氣喘等。這些徵狀不一定全部都發生，可能只是其中一些，也可能還有其他徵狀，比如低血壓和心率障礙之類。這些初期徵狀可能在吃下致敏原後立刻發生，也可能晚至兩個小時。在初期徵狀消退之後，大約還有三分之一的過敏者會發生次級徵狀。次級徵狀更難康復，而且可能危及生命。

食物不耐受就是不容易消化某種食物，這過程容易產生發炎的反應。除了有消化和轉化的困難外，甚至會有「延遲性過敏反應」。相對「即時性過敏反應」，延遲性過敏反應沒有明顯而劇烈的徵狀，通常難於發現，如果長期隱藏着不被理會，會在身體各處形成大小炎症，引發皮膚、呼吸、消化系統或肌肉關節、心理、精神不

一些看來無害的食物，正正是健康的殺手，而這些走進孩子們肚子中的殺手，正正是通過家長和老師的一雙手。

集中等慢性病。

食物不耐受的徵狀已經講過，除了以上，還包括濕疹、牛皮癬、暗瘡等皮膚病，還有自閉症/多動症、大便不正常、情緒失控、失眠……等，都可以从戒掉麩質食物開始，加上服用「食療主義」的天然酵素食品補充消化酶，譬如木瓜素、酸椰菜汁等。

一些看來無害的食物，正正是健康的殺手，而這些走進孩子們肚子中的殺手，正正是通過家長和老師的一雙手。（你是否孩子的加害者之四）

今天不理，明天噩夢

孩子有食物不耐受症必需馬上面對，否則問題會成噩夢。測試延遲性過敏反應可用抽血進行 IgG 抗體的測試，亦可用更簡單的生物共振方法。

IgG 測試是看病人對某食物的蛋白質有否過敏反應，有的話會出大量 IgG 抗體，沒有就不會。問題是，有時候我們基於種種因素不能順暢地消化某食物，但對其蛋白質不一定有 IgG 抗體反應，所以 IgG 測試未必能顯示出對這食物的不耐受，使致敏原繼續隱藏着。生物共振測試針對的不耐受，是找出那種食物目前不適合，吃了會難消化、產生炎症，不管它會不會引發 IgG 抗體的延遲性過敏反應。

有研究顯示，如果兒童有食物不耐受而不理，日久會開始對其他食物或貓、狗、塵蟎等也產生過敏反應。

有腸道問題與容易得皮膚病的人絕對不可以吃白糖做的甜品，糖是真菌的食物，事實上所有慢性病患者都不可以吃這類的甜品，但可以吃蜜糖。蜂蜜含有抗氧化物資，微生物無法在這種環境內生存，實驗得知蜂蜜對六十多種細菌和七種真菌有抑菌作用，目前在國外，有案例是當醫院做器官移植的時候，採用蜂蜜保存鮮活的內臟。注意必須用純正的蜂蜜，假蜂蜜的來源不限於大陸，香港消費者委員會發現，連新西蘭的名牌蜂蜜也是假的，鑒於此，食療主義特別從歐洲找到幾種純正的蜂蜜，味道比起其他蜂蜜就是清甜不一樣。（你是否孩子的加害者之五）

有腸道問題與容易得皮膚病的人絕對不可以吃白糖做的甜品，糖是真菌的食物，事實上所有慢性病患者都不可以吃這類的甜品，但可以吃蜜糖。

年紀輕輕就死亡

食物過敏會引起嚴重健康問題，但有時候也只是誤傳。

在二零零五年十一月，加拿大魁北克十五歲的少女克里斯蒂娜（Christina Desforges）在昏迷九天之後被宣佈死亡。她是一位嚴重的花生過敏患者，在昏迷之前曾經與男友接吻，而男友在那之前曾經吃過帶有花生醬的麵包；所以，克里斯蒂娜的死因被解釋為，殘留在男孩口中的花生成份引發過敏，最終導致了她的死亡。不過在數月之後，負責這個案子的驗屍官（Michel Miron）公佈了檢驗結果：她並非死於花生過敏，而是死於嚴重哮喘導致的腦部缺氧。事發前，她參加了一個有吸煙者的聚會，凌晨三點左右她暈倒前曾說感覺呼吸困難。根據檢驗結果推測，她應該還吸食了一些大麻。驗屍官還指出，她的男友吃帶花生醬的麵包是在吻她九個小時之前，而殘留在唾液中的花生過敏源一般在一小時內就會消失。

明明活得很好，偏偏虐待自己，這才是年紀輕輕就死亡的真正原因。

明明活得很好，偏偏虐待自己，這才是年紀輕輕就死亡的真正原因。

讀者B君來信繼續：「去年九月二十日我和小兒因胃和睡眠問題向您請教，蒙您回信建議去食療主義做一次食物和能量測試。測試後，按照測試結果的建議，通過三個多星期服用蒜頭水和其他的補充劑，現在我的胃悶情況改善了，小兒也不再夜間頻醒了，但仍有一些問題想請教……」（你是否孩子的加害者之六）

自閉症同時有濕疹

B君：「小兒四歲半，從一月六日做測試那日開始服用ECM排毒粉，最初兩週一天排便至少三次，上星期約二十二日開始每天早餐前和晚飯後都喊肚子痛，至本週一（一月二十六日）停服ECM排毒粉後，才不再叫肚子痛。排毒粉應該繼續服用嗎？」

Lulu：「令郎如果服用ECM後肚子痛就停用，但測試過有需要的益生菌就應該繼續。ECM針對肝臟及細胞間的排毒，通過測試顯示令郎有多種真菌和某些重金屬，現在服用了兩星期，排便情況又有改善，可以暫停排毒而靠益生菌去強化他的腸道健康。」

B君：「想分享一下治療濕疹的經驗，小兒（被認為是自閉症）也有濕疹，不時身上手臂會有一兩處紅腫痕癢，不嚴重，但痕癢會影響睡眠質量，去年中我自製出一種最見效的沐浴乳，原料有三種：亞麻籽，乾金盞花和麥皮，用蒸餾水三百毫升煲兩匙亞麻籽和一大把金盞花，放涼後過濾，再加入四大匙麥皮放入攪拌機攪拌成稀糊狀，放入泵嘴樽內，這款沐浴乳即成。放雪櫃可用兩星期，若想延長保質期，可到化妝品原料店買葡萄籽萃取液，加八滴下去，當作天然防腐劑。亞麻籽煲水後會出膠，可保濕，金盞花消炎去敏，麥皮去敏兼清潔，這款沐浴乳真的很好用，小兒用了半年，再無濕疹。」

有需要的人可以試試，也可以只用清水沐浴，然後用食療主義針對濕疹的「膚安霜」，在實戰中證明安全有效。（你是否孩子的加害者・完）

「去年中我自製出一種最見效的沐浴乳，原料有三種：亞麻籽，乾金盞花和麥皮，用蒸餾水三百毫升煲兩匙亞麻籽和一大把金盞花，放涼後過濾，再加入四大匙麥皮放入攪拌機攪拌成稀糊狀，放入泵嘴樽內，這款沐浴乳即成。」

第三章

生物有頻率　新法治未病

不同的人體臟腑有不同的生物頻率……生物共振儀針對不同臟器發出適合的生物頻率，這是科學帶來的突破。

生物共振的發現和使用，令我們更瞭解生命的密碼。

從治未病的觀點來説，發現你血管中的脂肪過高已經叫病，在健康狀況惡化成病之前把病根消除，就是治未病的原則。

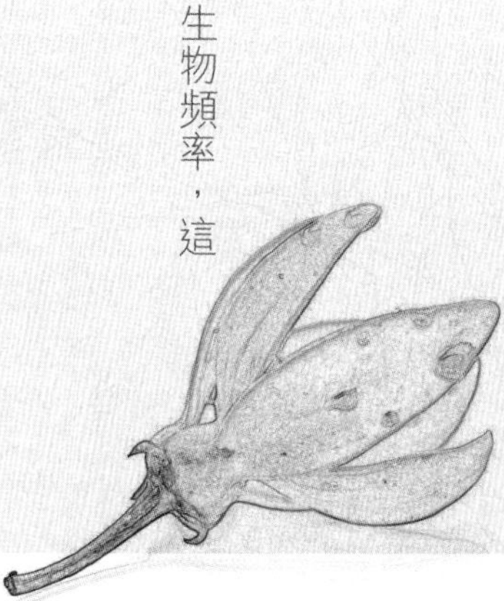

與萬物存亡直接掛鈎

台灣在二零零七年已經介紹過「生物共振」這門現代科學。

生物共振（Bioresonance）是一門源於德國的新興科學。簡單來說，生物共振療法應用共振的原理，透過一個特別的生物共振儀分析人體的能量。若診試到某功能受損，生物共振儀就把與某功能匹配的頻率傳輸到身體，進行自然的調整和修復，以恢復健康。

這篇網上的報道說：「醫師表示，生物共振是一種溫和、整體性的療法，完全沒有副作用和危險性。」

我們已經在之前說過，生物共振其實等於中國的氣功，我們的祖先在五千年前已經發現了空間存在能量，隨着時間推移，成為了一門影響世界的玄學。

法國科學家在兩百年前終於也發現了空間能量，到了近代，另一位法國科學家德布羅意（de Broglie）在這門科學上提升，提出任何物質都具有波、粒這兩種

生物共振其實等於中國的氣功，我們的祖先在五千年前已經發現了空間存在能量，隨着時間推移，成為了一門影響世界的玄學。

象性，即宇宙中的任何物質每時每刻都在振動，從生物到非生物亦然。他因此奪得一九二九年的諾貝爾物理學獎。

中國的玄學到了西方成為一門可以模擬、可以發展的科學，這也符合兩個民族的特性。

每一個物質，包括非生物及死物，譬如石頭和木頭等，都有其內在固有的振動頻率（natural frequency）、或稱為共振頻率（resonant frequency）。石頭會被震裂，因為接收到了破壞性的振動頻率；一隊兵用整齊的步伐走過橋，結果橋被破壞性的振動頻率震垮……這都說明空間有一種與地球萬物存、亡直接掛鈎的能量。（一）

肝腎同源，振頻一樣

在有機體中（organism）可以有超過一個共振頻率。甚麼叫有機體？那就是生物，包括人類。

人體好比一個小宇宙，身體的各個部份都有其固有的共振頻率，……肝與腎臟有一樣的共振頻率。

人體好比一個小宇宙，身體的各個部份都有其固有的共振頻率，胃與心臟有各自的共振頻率，脾與膀胱有各自的共振頻率，但肝與腎臟有一樣的共振頻率，肝有56和56.25這兩個共振頻率，56.25同時是腎臟絲球體的共振頻率，肝和腎原來是息息相關的，和中醫「肝腎同源」的理論不謀而合。按照中醫的理論，肝藏血，腎藏精，精與血互相滋生。腎精充足肝血就可以得到滋養，肝血充盈，使血能化精，腎精才能充滿。也就是說血的化生有賴於腎中精氣的氣化，腎中精氣的充盛也賴於血的滋養。所以又稱「精血同源」。

但當肝與腎有問題的時候，共振頻率可能變成了55與55，這時候利用生物共振儀為肝與腎重新發出56和56.25這兩個共振頻率，這兩個器官就恢復正常運作了。這個過程需要一段時間，從幾天到幾個月，嚴重的話需要更長。

相對通過藥物做治療，生物共振是物理方式，大自然用固定的頻率製造了人，人發現了其中的關鍵，用現代儀器造出同樣的頻率為自己治病。問題又來了，既然大自然中的生物波永遠存在，永不改變，不生不滅，為甚麼人不可以直接從大自然中重新接收製造人的頻率為自己治病？（二）

搞得自己不似人形

正常人隨着太陽而作息，天黑就睡覺，這個自然規律已經被「現代人」打破。

如果你告訴「現代人」晚上九點就要上床，可能大部份人都會投來奇怪的眼光，在城市中，很多人晚上九點才開始吃晚飯，如果晚下班要等到十點，但可能更多的人是習慣了晚睡。

人被大自然造成需要睡眠的生物，因為在睡眠的時候人沒有主觀意識，只有在沒有主觀意識的狀態下，才有可能重新接收大自然中的生物頻率。人在被造出來的過程中，從胚胎狀態一直到被生出來的過程完全沒有主觀意識，只有在這種模式下，大自然生物波才有條件起生發的作用，同樣，也只有在這種模式下，生物頻率才有可能為人體起到修復健康的作用。

不同的人體臟腑有不同的生物頻率，結合到中醫的觀點：「人體內的經氣就像

人被大自然造成需要睡眠的生物，因為在睡眠的時候人沒有主觀意識，只有在沒有主觀意識的狀態下，才有可能重新接收大自然中的生物頻率。

潮水一樣，會隨着時間的流動，在各經脈間起伏流注，且每個時辰都會有不同的經脈值班。」這是從五千年前黃帝內經的「子午流注」觀點發展出來的，譬如晚上子時（十一時至凌晨一時），叫「膽經當令」，身體開始修復膽經，試從今天的生物頻率觀點解釋：這個時段膽經的生物頻率開始「像潮水一樣按時運作」，但如果這個時候不睡覺，就無法與大自然中膽經的生物頻率結合，也就無法起到修復的作用。人無法直接從大自然中重新接收生物頻率為自己治病，這是其中一個道理，當然還有很多其他原因。生物共振儀針對不同臟器發出適合的生物頻率，這是科學帶來的突破。（三）

生物共振儀可以帶回家

生物共振儀猶如一個傳真機大小，配套是一個執在治療師手上的小棒棒，猶如「神仙棒」，是作測試用的，還有一張外表像粗麻編成的布，內中其實是用微電子技術造成的導體。

記得上文說過的微電子嗎？一根頭髮絲的直徑約為七十至一百微米，細菌的大小約為一微米至兩微米，在現代的微電子技術中，一微米已經可以容納很多晶體管。這張可以洗的「麻布」就是這種科學產物，患者躺在這張「麻布」上，治療過程就開始。治療師首先測出患者對甚麼食物過敏，應該吃甚麼食物，然後為患者調出適合自己的生物頻率，能量平衡的程式就啟動了，這個過程需要不到兩小時。以後按照個人需要每天做，或者每隔一、兩天做，也可以按照個人條件選擇把儀器帶回家做，這樣甚至可以讓家人都受惠。但每個人都需要先經過治療師測試，度身定做一張適合自己的電腦卡。

每個人都需要先經過治療師測試，度身定做一張適合自己的電腦卡。

有人會問，這種儀器一樣是電子產品，是否會有電磁波污染？不會的，原因：儀器自己需要的電壓比較低，同時，儀器必須在充電以後拔掉插頭才被使用。而且儀器也通過「麻布」同時發出保護人體的生物頻率。

近幾十年來，德國不少科學家都在做生物共振的研究。我們所應用的生物共振療法是源於德國的「根據保羅．施米特的生物共振」療法（Bio-resonance According to Paul Schmidt）。誰是保羅．施米特？（四）

人與草木同出一處

人是大自然的生物，來自大自然，又無法分割於大自然，舉手投足、一顰一笑，甚至於一個心念，無非是大自然的生物粒、生物波活動。

物質等於能量，能量等於物質，愛因斯坦說：「物質的本質，就是質量和能量的關係。」山河大地，一草一木，都從大自然的能量演化而成，這空間中的能量，道家、佛家、氣功、玄學……都有不同的演繹，現代西方科學把空間能量密碼破解發現了生物共振，再發展到掌握了生物共振技術並且用在改善健康上。

萬物同源。當我們保護大自然的時候，我們正在保護自己，當我們傷害大自然的時候，也正在傷害自己，當我們傷害人類傷害動物的時候，也同樣正在傷害自己，生物共振的發現和使用，令我們更瞭解生命的密碼。

近幾十年來，德國不少科學家都在做生物共振的研究，我們所應用的生物共振療法源於德國「保羅．施米特的生物共振療法。(Bio-resonance According to Paul Schmidt)。」保羅本來是一位德國工程師，他的公司專門生產地下隧道挖鑽機器及地質探測儀器，他發現地下所發出的某些頻率會傷害人體，因而在公餘研究如何把工程技術運用在人體醫療方面。講到這裏先打一個岔，保羅當時從地下發現的頻率其實有另外一個名堂，與中國人講的風水相似。(五)

> 山河大地，一草一木，都從大自然的能量演化而成……現代科學把空間能量密碼破解發現了生物頻率，今天的科學掌握了生物頻率技術並且用在改善健康上。

難道拍到了「鬼影」？

中國的羅盤有一枚磁針，利用地磁的原理定位，其中有凶煞位，在凶煞位上不可以放床、不可以放書桌等，反之有適合安床的位。

中國人在古時候已經發現有地磁，而且地磁與人的健康息息相關，測量地磁的工具就是羅盤。近代的德國人終於也發現了地磁，也發現了地磁與人體健康的關係非同小可，但按照德國人的思維方式，德國的科學家竟然發現了地球磁場的真實面貌，到保羅出現之後，他在這個發現的基礎上最終還找到瞭解決的方法。中國古老的玄學到了現代西方再一次變成科學，算得上是石破天驚。

保羅發現和諧的生物共振頻率對人體和其他有生命的個體有正面的影響，他也是第一個發現在一個生命體中可以同時存在不同韻律的生物頻率。從第二次世界大戰後到差不多三十年前保羅去世期間，比起其他德國科學家，他在生物共振方面的研究有突破性的成就，他發現：人體各個器官、各系統、包括免疫系統、中樞神經

德國科學家發現，人體各個器官、各系統、包括免疫系統、中樞神經系統等都有自己的頻率，他甚至發現了氣脈與穴位的各自振動頻率。

系統等都有自己的頻率，他甚至發現了氣脈與穴位的各自振動頻率，換句話說，除了中國人以外，他可能是第一個西方人發現氣脈與穴位的真實存在，不但如此，他的發現竟然帶出了一張氣脈的照片！但氣脈與穴位的存在其實連解剖都找不到，這是千年以來西方醫學對古老的中國醫學最為推崇的地方，既然是這樣，這張照片是怎樣拍下來的？（六）

「鬼影」是怎樣拍到的

穴位和氣脈從解剖都找不到，即使在中國，穴位和氣脈也只有畫出來的圖，當我發現竟然有氣脈的照片，驚訝和振奮無與倫比。當然也可能已經有但很少公開。

時間跨度到二零一五年三月，保羅的唯一繼承人海默思教授來香港為我們的讀者演講，期間，他偶然為「食療主義」的同事LuLu出示一組存在手機上的照片，並且解釋：「這是一組肺經的照片，一位患者的肺經有毛病，我用生物共振儀為患者調理，同時我借用了醫院的儀器為患者的肺經拍照。這是一項我個人做的實驗，在這個過程中我發現了一個有趣現象，本來任何氣脈是無法看見的，連解剖也無法證實氣脈的存在，即使我利用生物共振儀為氣脈輸入生物頻率，也無法在顯示屏上出現氣脈。但當氣脈病了，譬如在這個案例上，患者的肺經有病，當生物波通過有病的肺經，氣脈才會在視屏上顯示出來，才有可能被拍攝到。換句話說，如果氣脈沒有病就不需要接受从儀器中發出來的共振頻率，也就不可能被拍攝到。」

以下是這組珍貴肺經照片的鏈接。左上方第一張還沒有開始使用生物共振儀。

http:\\www.weherbhk.com\profheimeslecture.html

如果不知道肺經在甚麼位置，請輸入關鍵字「肺經的圖片」，圖片與照片比較，會發現在照片上以綠色呈現的肺經在接受生物共振頻率後越來越清晰。（七）

當氣脈病了，譬如在這個案例上，患者的肺經有病，當生物波通過有病的肺經，氣脈才會在視屏上顯示出來，才有可能被拍攝到。

最上乘的醫術

《黃帝內經》上說最上乘的醫術是「治未病」，意即，當事人還沒發現病狀，醫生已經先發現當事人將會有的病，通常這是通過氣脈的徵狀發現的。

當病狀還沒有出來之前，無法通過傳統的醫療儀器測試出來，從西醫的立場來說這也不叫做病，要真的很病才叫病。

西醫不治「未病」，因為沒有藥可以治「未病」，有時候西醫對病的尺度可以很寬，譬如血管堵塞，人的心臟有三條血管，如果堵了兩條不叫病，要等到第三條也堵得差不多了，才要你立刻進醫院做個搭橋或者通波仔手術。但即使動了手術，血管中的脂肪還是沒有清除，病根還是沒有消除，假以時日，做過了的手術還有可能再做一次，或者幾次，西醫的重點不在病根，在病表。

從治未病的觀點來說，發現你血管中的脂肪過高已經叫病，在健康狀況惡化成病之前把病根消除，就是治未病的原則。及時發現、及時請當事人注意飲食，加上

從治未病的觀點來說，發現你血管中的脂肪過高已經叫病，在健康狀況惡化成病之前把病根消除，就是治未病的原則。

食療，便把一場大病擋在門外。

現代社會政府負擔的醫療費用非常龐大，推行治未病對個人、對社會都將會是一個負責任的政策。

治未病在古代中國已經推行，到了現代，生物共振儀的發明者保羅終於也發現了這個最上乘的醫學，他發現疾病發生前可以利用儀器診測跡象，當人體某部位的功能開始不好，如被病毒干擾功能衰退時，其相關部位高頻率的諧波會先受影響。就是説，在病表出現以前，儀器已經測量到病變部份的頻率異常，然後通過生物共振改善健康。

治未病隨着現代科學走上了一個劃時代的台階。（八）

當男人患**乳癌**的關頭

物質等於能量，把這個道理用在檢查人的器官上，當器官出現退化的病狀，其實是能量先開始衰退，病狀才會顯現，如果把能量重新調整到正常強度，等於器官也重新正常起來。

這是甚麼道理？好比唱歌，台灣的生物共振醫師林怡葆說：「我們可以用一個很簡單的例子來比喻生物共振療法。我們原本會唱一首歌，如今因某些因素而忘了怎麼唱（好比器官的能量衰退），接受生物共振儀器的生物波傳送能量後，就等於重聽那首歌，幾次後我們就會重新記得那首歌。」

重新記得唱那首歌後，可能一生都會唱，也可能過了一段時間後又忘記，這有如我們恢復健康後也可能會再病倒，這時候便再次利用生物共振儀調理。所以用生物共振儀養生保養也非常理想，食療加上生物共振儀是保持健康的最佳拍檔，有這樣的組合，亞健康狀況就減到最低。生物共振能量平衡法是完全沒有副作用和危險

食療加上生物共振儀是保持健康的最佳拍檔，有這樣的組合，亞健康狀況就減到最低。生物共振能量平衡法是完全沒有副作用和危險性的。

性的。還是需要提醒一下，不要到最後的關頭才想到改善健康。才幾天前我又接到一個求救電話，一個男人患了乳癌，不希望做電療，問我還有甚麼方法。到了這個關頭，除非患者願意徹底戒肉和戒糖，在戒口的基礎上配合食療和生物共振才有改善健康的希望。對方覺得戒肉太難太麻煩，也不再打電話來了。不要把自己推到死巷，重病索命的時候身體與意志已經衰弱，但這時候要翻越的藩籬反而只會更高更不可踰越。（完）

快退休卻百病纏身

很多讀者希望多瞭解生物共振是通過甚麼原理去改善健康。

有一天，「食療主義」的中環店來了一位瑞典女士R小姐，她已快退休，雙腿有大片牛皮癬、過重、風濕纏身，全身所有關節疼痛，有肚瀉、膽固醇高的問題，試過各種治療和長期服藥都沒法改善健康，體重已到了無法控制的程度，終於連她丈夫都不再支持她接受治療，令她沮喪到牙痛、牙冠破裂。

R小姐經過五個月的生物共振治療，加上服用營養補充劑，如今已判若兩人。她的治療前與治療後的照片都放到食療主義的FB上。

到底生物共振是甚麼？怎樣透過生物共振去平衡能量？食療主義團隊中的LuLu，對這個系統花了很多時間去研究學習。在食療主義創建前，她已為了自己和為家人的健康向德國購買這套儀器放在家中使用，確認對改善健康有效之後才決定通過食療主義引進香港，她也經常向研發這套機器的德國海默思教授直接請教。

最容易解釋生物共振，就是透過海默思教授常用的太陽例子：曬太陽時間長了會曬黑，因為甚麼呢？曬黑不是熱力造成，否則，我們在桑拿房裏也會被高溫曬黑。

（一）

最容易解釋生物共振，就是透過海默思教授常用的太陽例子：曬太陽時間長了會曬黑，因為甚麼呢？曬黑不是熱力造成，否則，我們在桑拿房裏也會被高溫曬黑。

先有**波頻**才有我

令皮膚曬黑的原因是陽光裏的紫外光，紫外光的波長是10-400nm，相等於1500-750 tHz的波頻，這段波頻會引起皮膚組成部份和骨骼組成部份波頻的共振，所以會有反應。

在宇宙裏，陽光不是唯一有波頻的東西，所有自然界的現象，從打雷、閃電到草木的生長，所有動物、植物，乃至生物的內部組成，都是波頻震盪的結果。不同的波頻影響不同的內臟，譬如影響皮膚和骨骼的波頻就對脾胃和其他器官的影響相對小，反過來亦如是。皮膚被這段波頻影響的反應就是顏色加深，也影響骨骼的原因，因這段波頻會製造骨骼所需的維他命D。

但如果我們在陽光中曝曬，皮膚就會受傷。陽光的例子可以清楚顯示，波頻既有益於我們，同時可以傷害我們。影響我們的除了曬太陽的時間長短，還有強度，陽光的強度就是波頻的振幅（amplitude），陽光弱時我們可以曬久一些，強時我們

「食療主義」引入香港的生物共振儀，就是運用波頻原理，向不同的器官發出不同的波頻，讓已經弱化的器官回復本來的波頻。

需要早點停止曬或用防曬。

如果我們將紫外光從光譜裏過濾弄走了，那麼無論曬多長時間我們也不會着色，皮膚也不會受傷，但當然也沒有任何得益，這證明皮膚與太陽發生反應的原因與相對的波頻有關。沒有波頻，就沒有人，沒有萬物，沒有地球，沒有宇宙。

「食療主義」引入香港的生物共振儀，就是運用波頻原理，向不同的器官發出不同的波頻，讓已經弱化的器官回復本來的波頻，假設本來心的波頻是三百，弱化後逐漸變成二百，心就會出現毛病，把波頻調回到三百，心自然能回復健康。（二）

退化是否無藥可醫？

年紀大了，這裏痛那裏痛，去做檢查，醫生說甚麼病也沒有，只是「退化」。

「退化」是甚麼意思？沒有任何醫生可以從傳統的課本中找到具體答案，現在有了生物共振、生物波頻的知識後，瞭解到一切生物都有波頻，一切器官也有自己特定的波頻，隨着年紀老化，波頻也逐漸減速，從正常波段退化減慢，以致器官無法正常運作，健康也日漸衰退，一直到器官衰竭，自然死亡。

那麼是否等於無藥可治？的確，沒有我們傳統可以理解的「醫」和「藥」，除非可以把我們的生物波重新調整到正常轉速，但傳統醫藥沒有這樣的系統，所以當一個人被宣判「退化」後，等於改善健康的希望一天低過一天。

這裏沒有貶低傳統醫學的意思，西方發現生物波才二百年，利用生物波改善健康的自然科學，從發明到實踐應用才不過三十年，有這樣的重要突破，前提是科學終於前進到擁有與之匹配的前衛技術。西方國家中研究這門科學的佼佼者是德國科學家，其中把產品發展到已接近完美，甚至在有治療師輔導下，可以把儀器帶回家常用的只有一家。

好友LuLu對健康知識和實踐都特別重視，在食療主義創建前，她已為自己和為家人的健康購買了這套儀器放在家中使用，確認對改善健康有效後才決定通過食療主義引進香港。有關「生物波」的知識的確比較新，但中文網站也有不少文章討論，輸入「生物波」三字就可以找到。（三）

西方發現生物波才二百年，利用生物波改善健康的自然科學，從發明到實踐應用才不過三十年，有這樣的重要突破，前提是科學終於前進到擁有與之匹配的前衛技術。

生物共振儀輔導健康

前文說過，瑞典女士R小姐雙腿有大片牛皮癬、過重、風濕纏身，手指關節和背部疼痛，還有肚瀉、膽固醇高的問題。

她已經試過各種治療和長期服藥也無法改善健康，體重已到了無法控制的程度；她沮喪至牙痛、牙冠破裂。

「食療主義」的治療師吳小姐，給她做生物共振測試。首先叫她戒小麥、麥麩和牛奶產品，要求她多喝水、運動、服用瑞典益生菌和蒜水。

R小姐很聽話，據她同意公開的記錄：「在一個月內竟減掉四公斤體重。再過一星期，她的肚瀉好了，肚裏不再有『風』……」

為甚麼改變食物後有改善健康功效？根據保健網站的資料：「人類身體裏的每個器官都有各自指定的生物波頻，例如心有心的跳動，腦有腦電波，肝有肝的生物波頻，脾有脾的生物波頻……我們需要吃應對體內器官各自生物波頻的食物，這對

生物共振儀器要達到的目的：一、測試身體中哪個器官的生物波不正常；二、調整不正常的生物波；三、通過生物生物共振測試找出適合，或者不適合個人健康的食物。

身體才有裨益。」

每種食物都有自己的生物波，不同食物發出的生物波適合部份器官，但可能同時對某些器官的生物波產生牴觸，這現象在免疫系統衰弱的人身上最明顯。

生物共振儀器要達到的目的，簡單來說，一、測試身體中哪個器官的生物波不正常；二、調整不正常的生物波；三、通過生物生物共振測試找出適合，或者不適合個人健康的食物。（四）

強身健體新方法

R小姐在接受「生物共振」能量平衡調整身體五個星期後，減掉四公斤，肚裏不再有「風」，但牛皮癬還沒好，且有蔓延迹象。

食療主義的治療師吳小姐給她做生物共振測試，顯示她身體還是比較酸性，且她的金屬補牙影響排毒，建議她服用酸鹼調節礦物粉和ECM，也提醒她拉肚子暫時不會好，因為身體須通過拉肚子排毒，有別於從前的消化性拉稀。堅持數天後，輕微肚瀉的情況停止，大便開始成形。吳小姐繼續用生物共振儀為她做能量平衡，主要針對她的免疫系統、皮膚和腸道。

過程中，吳小姐發現她的腎臟特別需要吸收生物波，R小姐有中醫說的腎虛，且比較嚴重。身體每個器官都有各自屬於自己的生物波頻，例如心有心的跳動，腦有腦電波，肝有肝的生物波頻……根據資料：「每當人類體內缺乏某種生物波頻時，便會出現瘋狂地汲取該種生物波頻的現象。」R小姐正正出現腎臟從生物共振儀中「瘋狂地汲取該種生物波頻」的現象。通常有這個徵狀的患者會伴有耳鳴，於是吳小姐問病人是否有耳鳴，這時R小姐如夢初醒：「哦，我一直耳鳴，已很多年了，忘記告訴你。」耳鳴正是肝腎虛的反應，吳小姐的判斷正確。

用生物波改善健康是歐洲自然醫療科學的新發明，通過近三十年的發展，已漸趨成熟，這方法沒有侵入性，不用藥物，而是用天然方法去改善健康、補身體。吳小姐在接觸愈來愈多個案後，經驗日長，但還是不斷到德國進修，過去幾年已去了八回。（五）

用生物波改善健康是歐洲自然醫療科學的新發明，通過近三十年的發展，已漸趨成熟，這方法沒有侵入性，不用藥物，而是用天然方法去改善健康、補身體。

生物波其實是「氣」

R小姐在一身病的狀況下，用生物共振儀改善健康，中間有一個月她出了門，無法繼續，但仍按照生物共振儀建議的營養補充品進食。五個月後，R小姐精神奕奕，膽固醇改善了，毋須再繼續服藥，停藥後連關節痛也減少了很多！

最大的突破是，她雙腳鮮紅凸出的牛皮癬紅斑已變成淡淡的灰印，毋須再接受治療。她治療前後的照片已放在「食療主義」的facebook上。現在，R小姐不但沒有退休的想法，還決定重新找工作，再大展拳腳。

很感謝她允許我分享她的治療經驗。

其實，生物波對東方人並不陌生，只是叫法不一樣，根據中文網：「人類身體每個器官都有屬於各自的生物波頻，例如肝有肝的生物波頻，脾有脾的生物波頻……血液到達身體不同臟腑時會被授予不同的生物波頻，中醫稱之為氣，自然療法或西醫則稱為營養。每當人類體內缺乏某種生物波頻時，便會出現瘋狂地汲取該

每當人類體內缺乏某種生物波頻時，便會出現瘋狂地汲取該種生物波頻的現象。

種生物波頻的現象。」

原來生物波就是氣！西醫把氣稱為營養的說法，我也第一次聽說。我的氣功老師——武當山馬師傅——是氣功大師，一九八五年我拜師時已見他為別人治病，當他的氣與患者接觸，馬師傅能感覺到對方的病灶——即出問題的器官會「瘋狂地汲取他的氣」，反證了以上這一段有關生物波的說法：「每當人類體內缺乏某種生物波頻時，便會出現瘋狂地汲取該種生物波頻的現象。」（六）

誰最需要生物共振幫手

六十歲後新陳代謝減速，比起年輕人需要的營養，六十歲以後需要的脂肪熱量要少。

塔夫斯大學（Tufts University）是美國著名大學，也是波士頓僅次於哈佛大學和麻省理工學院五大名校（麻省理工學院、哈佛大學、塔夫斯大學、布蘭迪斯大學、波士頓學院）之一，大學衰老研究中心專家愛麗絲博士表示，雖然六十歲後對熱量的需求比年輕人更少，但是對鈣、維生素D、維生素B_{12}等營養的需求卻更多。

新陳代謝減速，以中國醫學的解釋就是生命之氣弱了，好比水管中的水與水壓的關係，明明出水量一樣但很慢，那就是水壓低了，假如從生物共振的角度來解釋，就是生物波下降，或者說是支持我們生命的震動頻率不如從前了。只服用營養補充劑是不夠的，需要飲食合理，早睡早起，加上每天適量的運動，其中做帶氧運動很重要。

運動提升生物波，這個道理很簡單，流水不腐，流動的水永保清冽，但不動的水肯定會腐爛變臭；人也一樣，不愛運動的人早衰，是因為生物波慢了下來。生物共振儀的功用從另外一個角度來解釋，其實是幫助我們被動做運動，我們的生物波因為生物共振儀而被調整、被提升，對運動不足，或者已無法運動的人有很大幫助。

（七）

生物共振儀的功用從另外一個角度來解釋，其實是幫助我們被動做運動，我們的生物波因為生物共振儀而被調整、被提升，對運動不足，或者已無法運動的人有很大幫助。

六十後用生物波保養

千金難買老來瘦，沒胃口時一頓不吃也沒關係，但經常不吃飯的危害很大，下一頓變成暴飲暴食，引起血糖波動，血糖波動大，會加速血管內皮細胞凋亡而觸發血管性併發症，促使交感神經興奮性異常，增加心腦血管病發生率與死亡率。

早餐一定要吃好，午餐、晚餐即使不餓，也一定要吃點東西。剩飯剩菜要加熱煮滾後才可吃，否則有可能致癌。若平時對健康照顧不足，六十歲後的內分泌可能開始變化，這是生物波震動頻率開始下降的緣故，即傳統醫學說的「退化」，造成身體感應器也變得退化。

以身體水份為例，根據塔夫斯大學衰老研究中心專家愛麗絲博士的科研資料，保養不理想的六十後，即使身體水份不足到脱水程度，也不會感到口渴。脱水結果可能引起尿毒症、腎衰竭、心臟衰竭……一大堆你不想知道的毛病，所以要主動喝

若平時對健康照顧不足，六十歲後的內分泌可能開始變化，這是生物波震動頻率開始下降的緣故，即傳統醫學說的「退化」，造成身體感應器也變得退化。

水，博士建議必須每天喝足夠的水，以每小時一杯白開水為標準，不要喝汽水之類甜飲料。博士說，不要等六十五歲後才開始健康生活。多項研究表明，心臟病發作後，生活方式的改變可大大降低心臟病再次發作的危險。

德國科學家利用生物波原理研發的生物共振測試和能量平衡，是幫我們保健的自癒工具，不牽涉藥物且不是入侵性，各種體質狀況人士皆可試用。我國對生物波的研究也有二十年，但比較起德國科學家的速度實在太慢，眾所周知，中國軍方科研絕不止於軍事，事實上在各種尖端科學領域，軍方都有全國頂尖科學家，包括用生物波延長壽命的研究。(八)

我們引進了生物共振儀

二零一零年七月十六日，《新華網》新華軍事發表了一篇科研報告文章。

「三醫大生物波研究室：為抗衰老開闢新領域，在眾多研究者中，第三軍醫大學生物波研究室教授……脫穎而出。衰老和死亡是自然規律，一代代的生物學研究者並沒有放棄對長生不老的追求……用了將近二十年的時間，在實驗室，第一次改寫小白鼠的生物生命生存的命運，讓小白鼠突破個體生命的局限，讓小白鼠健康創紀錄，最長存活時間達到四年。小白鼠是醫學實驗用的標準老鼠！昆明鼠，昆明鼠壽命通常是一年六個月，昆明鼠生存四年時間，相當於人類生命達到了一百八十歲。直接和間接參與這項實驗的昆明鼠，累計數量已達到兩萬隻。」

文章學術性很強，再載錄一些可能看得懂的：

「生物波理論……更重要的是它的直接治療功效。」

「可以相信，把生物波調節到非瘤鼠的模式（實驗用的老鼠），則可以合理地推

可以相信，把生物波調節到非瘤鼠的模式（實驗用的老鼠），則可以合理地推測那些生物體將會『百病不侵』、『抵抗力奇強』……

測那些生物體將會『百病不侵』、『抵抗力奇強』……可有效對抗環境不良刺激，推測牠們將不易衰老，可以存活較長時間，（經過生物共振提升的老鼠）一般存活時間較長，多在兩年半以上，最長的生存到了四年，而一般老鼠的壽命是一年六個月左右。」

據我所知，到目前為止，內地還沒有研發出像我們「食療主義」已引入香港的生物共振儀，並且已在自己與家人身上、在與讀者互動中取到正面反應。

人類無法掌握生命的長度，但可以改善生命的質量。（九）

德國偷走了氣功

生物共振有甚麼效用？迷你We能量怎樣為我們增加能量？電磁波輻射是什麼？……

這一切從三十年前的一個故事開始。一九八五年我第一次接觸氣功，那一年在四川涼山拍戲，劇組中來了一位氣功大師馬師傅為我們做保健，用氣功幫我們調理身體，後來馬師傅成為我的氣功啟蒙老師，也成為終生的朋友。從八十年代到九十年代的十多年間，不斷有科研機構請馬師傅去測量他的「氣」，研究的結果，除了證明「氣」是真實的能量，還準備發展出一套用能量治病的儀器，但後來都因為缺乏資金而不了了之。現在看起來，當時還因為電腦沒有正式面世，身體的狀況好像天氣每天變化，沒有電腦的配合根本無法完成。想不到的是，幾乎在同時，德國的科學家也發現了氣功，也開始了同樣的構想，而且由於環境的配合，三十年後已經把這項研究開發出一項可以進入普通家庭的健康器材，而中國還幾乎在起步階段。這家德國公司的總裁海默思教授（Professor Heimes）來過香港舉行討論會，介紹用生物共振檢測身體、環境和食物的方法和原理，從全方位找出病痛根源、改善心、身健康。（請參考「食療主義」網站。）（十）

幾乎在同時，德國的科學家也發現了氣功，也開始了同樣的構想，而且由於環境的配合，三十年後已經把這項研究開發出一項可以進入普通家庭的健康器材。

生物波幫助化療後康復

化療後身體怎樣康復？生物共振可以彌補這一片空白。

提高化療效果的難點就在於化療是玉石俱焚，對正常細胞和癌細胞同時打擊，身體的自癒力因此被嚴重破壞，但通過德國科學家的實踐，生物共振儀可以通過生物波修補和提升化療後身體的自癒力。

化療是目前主流醫學治療癌症時採用的主要方法之一，從世界範圍的記錄來看，有關化療的成效見仁見智，化療後的生存幾率也大概只有五年，所以只要是人類都應該疑問：這個治療手段是否可以改進？換一個是否可以？在這方面主流醫學一直原地踏步，但治療費用卻越來越高，這一大筆每年以千萬億美金計算的花費養活了千萬人，如果換了治療方法，大概有嚴重的利益問題吧？在社會上，得到利益的團體都主動抱成一團成為一個勢力，比起站在這個勢力對面的病人，病人的權利有多少？是百分之百還是零？

化療帶來的副作用也讓人痛苦不堪。布緯博士在六十年前已經質疑化療的成效並且發明了布緯食療，不說這六十年來發生在外國圍繞布緯食療治療成效的案例，只說我們的讀者，布緯食療第一次登陸香港還是通過我在報上的專欄，短短三、四年間，已經不斷有讀者分享服用食療後治好了癌症的實戰經驗，也有讀者分享在化療期間服用布緯食療減輕了痛苦不堪的副作用。我的立場不是針對、抨擊化療，也不是意圖説服患者不要去化療，我沒有資格，我只能利用這片半畝田分享大家的經驗，作為人類一份子，我也有義務介紹世界上其他的改善健康方法。

提高化療效果的難點就在於化療是玉石俱焚，對正常細胞和癌細胞同時打擊，身體的自癒力因此被嚴重破壞，但通過德國科學家的實踐，生物共振儀可以通過生物波修補和提升化療後身體的自癒力。（十一）

敵人是你自己

很多人都經常把「免疫力「掛在口上，但沒有多少人知道免疫力包括修復能力，即愈合和再生能力，也包括內分泌調節能力、排異能力與應激能力等。

身體中很多發炎徵狀都因為是免疫系統被你自己的飲食結構和生活方式拖累至病，譬如關節炎、濕疹等皮膚病、癌症、胃病、腎病、肝病、糖尿病等等慢性病——以致免疫系統把正常細胞或者正常食物當成「異形」，引起排異能力與應激能力異常反應，嚴重影響內分泌調節能力。這時候去看醫生，主流醫學是針對性用藥，針對異常的免疫系統發動猛力炮火，把整個免疫系統功能大幅下降，並且通過藥物控制在低下水平，結果，徵狀可能得到控制，但人體天賜的修復能力，即癒合再生能力、內分泌調節能力也被嚴重打壓，永遠無法恢復。

我的行家中就有這樣的患者，她本來是一位公認的美人，現在她的皮膚永遠不再有健康的粉紅色，她還天天感謝這位「發現」自己的免疫系統是敵人的醫生。免

……只要你肯改變，健康在四個月內就開始逐漸改善，證明你的自癒功能在恢復中。

疫系統即使異常，但永遠不是敵人，在大多數的情況下敵人是你自己，你抽煙，喝酒，不睡覺，不喝水，不吃新鮮蔬果，不運動，吃太多肉，太多芝士，太多麵包糕點，太多甜品，太多冷飲，引起便秘或者大便經常不成形，任性，思維負面，沒有正面朋友，對自己沒有一點要求……只要你肯改變，健康在四個月內就開始逐漸改善，證明你的自癒功能在恢復中。

只有恢復自癒功能，才能真正恢復健康，癌症患者與一切慢性病患者同樣是這樣的過程。為甚麼生物波有利於正常細胞而不利於癌細胞？（十二）

有生物波冇「漢奸」

為甚麼生物波有利於正常細胞而不利於癌細胞？

先確認一點：「生物波」與人體頻率範圍一致，所以能夠幫助細胞運動，正常細胞通過同體共振的頻率獲得能量；癌細胞不在人體頻率範圍內，好比收到無綫的頻道無法收到其他頻道，便無法從人家的運動中得到能量，於是被孤立起來。我們常聽見人說「癌細胞擴散」，在用生物共振儀的情況下，當正常細胞健康起來，癌細胞找不到擴散的「對象」，於是分子鏈逐步斷裂。布緯食療配合生物共振是改善健康的最佳拍檔，這個配合的結果，是將癌細胞逆轉變性為無害的水及膿性物質，逐步隨代謝排出體外，這個過程因人、癌症所在部位等的不同而不同。比較起化療的用化學炸彈全面轟炸身體，可以明顯看到兩者的方法與着眼點處於兩極。利用生物波的方法，根本沒有對癌細胞發過一顆子彈，猶如把敵人圍在一處或者多處，斷水斷糧使得癌細胞沒有營養，再斷電斷交通、加上通過生物波的能量餵飽正常細胞使到中間不再出現「叛徒漢奸」，癌細胞的分子鏈就此逐步斷裂，敵人不戰而敗。

沒有了腫瘤，也沒有了殘留的癌細胞，絕對不等於可以高枕無憂！我們已經講過無數次：產生癌症的根源在於自己身體的內部環境，內部環境主要受以下三種影響——健康的生活習慣、健康的起居飲食、正面思維，基於這三種方法，加上適合自己的食療和做生物共振儀，可以很有效地保障生命的質量。（完）

在用生物共振儀的情況下，當正常細胞健康起來，癌細胞找不到擴散的「對象」，於是分子鏈逐步斷裂。

你是否已經中招？

二零一四年八月二十九日香港報紙有這樣一則報道。

「手機發射器遍佈全港，產生的輻射為鄰近住戶帶來困擾。有葵涌及北角居民反映，輻射令晚上難以安寢，間中更有頭痛情況出現。葵涌安蔭邨住戶梁女士，一直誤以為睡房對面的四支手機發射器是閉路電視，近日出現老花和耳鳴，情況愈來愈嚴重，晚上難以入睡，孫女亦間中出現頭痛。鄰近大廈天台裝有多個手機發射器，與單位主人房相對，嚴重影響睡眠質素，稚子更偶然會在半夜紮醒，現時被迫遷到有外牆阻隔的房間睡覺，情況才有改善。」

電子輻射是可以用儀器量度的：「發現睡房的電磁波高達每平方米近六萬微瓦，根據德國健康住宅規範『SBM-2008』建議，數值屬『極嚴重』；在天台和走廊亦分別錄得每平方米一千九百及一千五百微瓦，到處都是輻射電滋波。」

手機發射器會引起癌症，但並非只限於手機發射器才有輻射，醫生建議：「使

這小盒子沒甚麼秘密，只是一對用特別材料製造的兩極天綫，校對了一個12.5的頻段……最大功用是刺激我們體內的ATP（三磷酸腺苷）去促進新陳代謝……

用手機通話時，可用免提裝置，讓電話遠離頭部；如果毋須上網，應關掉手機數據和無綫上網，減少電波輻射。」

空氣中的電波輻射成為電子時代的健康大敵，引起頭痛、耳鳴、視力模糊、長期疲勞、癌症、不育，不知道將來是否還繼續發現其他徵狀，電波輻射也嚴重干擾睡眠。為了抗電子污染和改善癌症，「能量塔」、「Elo」和「WE能量」終於在香港出現了。但這些最新的歐洲健康產品從來沒有在香港出現過，到底怎麼用？（你是否已經中招之一）

能量塔 vs 電磁魔

這些德國發明的抗電波輻射產品不會對任何電子產品形成干擾，其作用是提升和穩定人體生物磁場頻率。

人體健康需要一組穩定的生物磁場頻率，但人體本身的生物磁場頻率不斷被wifi、室內無綫電話、手機、各種電子儀器、電腦、電視、床邊的收音機鬧鐘、電磁爐、高壓電纜，甚至壞風水等產生的電波輻射干擾。

「能量塔」的結構真的像一個塔，又像一個前衛的現代美術品，它的用處很多，能量很大，覆蓋超過一萬呎的家居和辦公室，保護這個範圍內的人體生物磁場不受電磁波輻射影響，還能改善地下水道和地底斷層帶來的健康負面影響。換句話說，可以改變壞風水對健康的不利影響；有關「壞風水」的道理要另文補充了。

「能量塔」外接三個千層糕模樣的儀器，一個是wifi高頻防護儀，一個是電磁波防護儀，第三個幫助我們打通身上的七個氣輪，練瑜伽和氣功的人便知道其中的含義，不練功的人感覺到添置「能量塔」後額外的精神和清明就可以了。

「能量塔」有兩個尺寸，大的毋須用電，可以永久性發放能量保護家居和辦公室，覆蓋範圍達半徑二十米。能量向四周和向上發放，如果是複式住宅可以放在地庫，偶爾以潔淨濕布抹乾淨即可，歷久如新，可永遠享用。（你是否已經中招之二）

「能量塔」的結構真的像一個塔，……它的用處很多，能量很大，覆蓋超過一萬呎的家居和辦公室，保護這個範圍內的人體生物磁場不受電磁波輻射影響，還能改善地下水道和地底斷層帶來的健康負面影響。

「迷你WE能量」促進新陳代謝

歐洲是西方醫學發源地。三千年後，歐洲孕育和發展了新的改進健康手段，這劃時代的發明從兩百多年前開始。

當時，溫室效應的發現者法國科學家約瑟夫・傅立葉男爵（Joseph Fourier），提出了熱傳導理論與震動理論，從這理論上得出一條基本的原則：空間等於波頻（How space is represented by frequency），按照這個理論，一切物質都與空間中其中一段震動波頻契合，而其中對人體健康最有影響的頻段為12.5波頻，我們可以視它為一種宇宙的正能量。

前面介紹的「能量塔」發出的波頻是多頻道的，後面介紹的「迷你WE能量」只重點發射12.5波頻。

二零一四年三月份，一家研究了幾十年如何使用正能量的德國公司，拿了一個小盒子去做醫學實驗，這盒子像肥皂一般大，沒有電、沒有掣，亦不能開關。第

三天後，有小盒子幫助的細胞傷口比起對比組的受傷細胞傷口，癒合速度高出兩成！這小盒子就是「迷你WE能量」。

一個實驗是探測小盒子對老鼠細胞的培植能否起啟動作用，一排一排載滿細胞的盤子，上下都放一個小盒子，對比組則不放小盒子，兩小時後，顯示小盒子能把細胞的新陳代謝率提升百分之三十八，二十四小時後，幅度竟增加至百分之四十五！

第二個實驗是測試小盒子對傷口治癒的幫助，先將盤子中的細胞都用尖銳儀器在中間抓破一條傷口，然後用鹽水將壞死了的細胞屍體沖走。三天後，有小盒子幫助的細胞傷口比起對比組的受傷細胞傷口，癒合速度高出兩成！這小盒子就是「迷你WE能量」。（你是否已經中招之三）

「迷你WE能量」改善睡眠

「迷你WE能量」有效範圍為二到三米，睡覺時放在枕頭下或腳後方有助安眠，平時帶着放在隨身包中有助提神。

電磁波

這家德國公司的總裁兼首席科學家說，這小盒子沒甚麼秘密，只是一對用特別材料製造的兩極天綫，校對了一個12.5的頻段，可視它為一種宇宙能量，最大功用是刺激我們體內的ATP（三磷酸腺苷）去促進新陳代謝，令細胞更有活力，使肉體和精神都處於最佳狀態，長期使用，能穩定大腦皮質細胞，幫助睡眠，主動調節身體微磁場，讓身體回復健康狀態。「WE能量」在歐洲已有二十年歷史，用戶超過十萬，不用電池，毋須保養，隔天在水龍頭下沖洗二十秒，就可永久性使用。

在一次中華書局讀者見面會上，有一位讀者問：「失眠、血壓高，有檢查過但甚麼病也沒有，去醫院住兩天後徵狀消失，回家後徵狀又回來，為甚麼？」我提醒她，臥室有沒有wifi、床頭有沒有充電器、收音機鬧鐘這類電子東西？她說：「床頭有一堆老公的電話充電器！」這就是了，有電波污染沒可能安眠，剛好「食療主義」的Ruth帶來了「生物共振儀」便為她即時測試，當場證實電波污染是元兇。

建議希望安眠的讀者採取以下措施：一、關掉wifi，拔掉上述的電子用品插頭；二、服用礦物質鎂、鋅（適合經常生活在壓力下的男女、運動者、更年期中，以及女性在周期中等）；三、把「迷你WE能量」放在枕頭下或者腳後方；四、睡前用「甜睡精油」溫和按摩一下。（你是否已經中招之四）

建議希望安眠的讀者採取以下措施：一、關掉wifi，拔掉電子用品插頭；二、服用礦物質鎂、鋅；三、把「迷你WE能量」放在枕頭下或者腳後方；四、睡前用「甜睡精油」溫和按摩一下。

搞到自閉又死精蟲

Camilla Rees是世上其中一位最權威的電子污染研究專家（www.ElectromagneticHealth.org.），她對電子污染有如下看法。

「電子污染可能與自閉症有關。我們已知道輻射影響我們的DNA，顛覆了人類後代的健康，現在愈來愈多國家發現男性的精子數量戲劇性下降，元兇就是手提電話的輻射……知道令人不安的真相後又置之不理是不可能的，不可能不關心、不支持生命。」

但電子污染還沒有引起政府的足夠重視，媒體的報道也不夠，所以也沒有引起公眾的注意。

Dr. Mercola's是有名的整體醫學權威：引起輻射的除了無綫電子產品和手機發射塔，還有牆中的電綫網、插頭、延伸綫、臥室地板下的電綫……無綫電話的底座更厲害，即使在隔壁房間，輻射一樣能透過牆壁。裝在臥室或者客廳、廚房的wifi

電子污染可能與自閉症有關。我們已知道輻射影響我們的DNA，顛覆了人類後代的健康，現在愈來愈多國家發現男性的精子數量戲劇性下降，元兇就是手提電話的輻射……

發射器、照顧嬰兒的無綫監視器、無綫列印機、市面免費wifi發射點等等，都形成了一個電子輻射網，不是危言聳聽的。

抗電子污染發明，還有一個叫「電磁輻射防護尺」（Elo），這是一個攜帶式輕便裝置，能提升人體對電磁輻射的抵抗力，放在人和電腦中間可以防電腦輻射，與「迷你WE能量」一起放在床邊有助睡眠，針對電視、電腦、充電器、風筒、拖板、火牛、洗衣機等所有電子用品，防護範圍兩米，適合放在身邊，擋電腦、電視、汽車導航儀等的輻射。「電磁輻射防護尺」也是永久使用的。（你是否已經中招•完）

中電子污染的徵狀

中電子污染的徵狀有哪些？下文的報道有說明。

陳先生：「本人十年前已受電子污染影響，當時在辦公室外有數十個流動電話發射器，我在那裏工作不到三個月，開始有劇烈頭痛、呼吸困難、失眠等等徵狀，直到現在，本人都不能接近電子產品如電腦熒幕、電視、甚至藍芽或wifi產品，否則就會頭痛。此等徵狀令本人十分困擾。看到嚴浩先生專欄，有一產品名『能量塔』，我相信此產品可能會對我有極大幫助，因為敏感徵狀已對我工作及身體造成極大影響。本人已從外國訂購一些防電池波用品，但效果不太理想。」

陳先生的情況除了安放「能量塔」，還應該接受一段時間「生物共振儀」調理，修復能量障礙（請諮詢「食療主義」）。「能量塔」、「迷你WE能量」、「電磁輻射防護尺Elo」、「生物共振儀」等這一系列產品的發明者Paul Schmidt（德國科學家，不是同名同姓的美國設計師），在三十年前已預見今天的電磁波危害，這家德國公司已運作了三十年，但由於包括語言的限制，及歐洲人慢一百拍的節奏，所以雖然公司已頗具規模，但還是屬於深藏在歐洲古老大陸的隱世醫學。我們六月時去拜訪過他們，創辦人Paul Schmidt博士已去世，繼承人海莫斯教授為我們解釋示範了一整天。這家公司位在德國一個古樸的小山城，自己有一個山頭，有一片金字塔形狀的建築物，好像科學幻想電影中的未來城市，大家如果有興趣看照片，可上我的Facebook專頁：嚴浩生活。

劇烈頭痛、呼吸困難、失眠……新時代的健康儀器，幫我們消除堵塞、疏通經絡與淋巴、減低細胞酸性、啟動自癒能力，還可以辨別哪種食物適合或不適合我們。

新時代的健康儀器

受嚴重電子污染的陳先生除了安放「能量塔」，還應該接受一段時間「生物共振儀」調理，修復能量障礙，這樣就可以提升自癒能力。

因為其他原因而引起能量障礙的人，也可以接受「生物共振儀」調理，譬如有一位吃腦族名人朋友，長期便秘又失眠，上星期在三十個小時中只睡了不到兩小時，身上因為免疫系統低下而開始「生蛇」。她去「食療主義」做「生物共振」調理，只做了一次，服用了一些排毒食療，便可以連續睡四、五小時，第二天睡八個小時。

能量障礙的人大多數身體酸性過高，令細菌、病毒、真菌以至寄生蟲容易入侵。酸性體質的人血液太濃，對循環、排毒多不利，容易關節痛，睡得不好。腸道因為缺少益生菌也不會健康（dysbiosis），影響消化、吸收和排洩。

各排毒和排洩器官（eliminating organs）堵塞，包括肺、肝、腎、大腸、膀胱，還有淋巴，毒素及細胞排洩物無法順利排出。壓力會影響分泌系統和自主神經

「生物共振儀」有各種程式幫我們消除堵塞、疏通經絡與淋巴、減低細胞酸性、啟動自癒能力，還可以辨別哪種食物適合或不適合我們。

系統。以上都屬於能量障礙。

「生物共振儀」有各種程式幫我們消除堵塞、疏通經絡與淋巴、減低細胞酸性、啟動自癒能力，還可以辨別哪種食物適合或不適合我們。當「生物共振儀」測試出一個人有食物敏感或不耐症，也會找出後面影響健康的原因。

事實是，正常的免疫系統不應該對無害的食物產生不適當反應，這部新時代的儀器幫我們找出原因，從根本化解問題。配合食療效果更好。

度身訂造的食療

本來當讀者問我如何用食療改善健康時，我只可以從大方向去提出建議，自從有了「生物共振儀」的幫助後，一切便有了數據支持，可以按照個人的狀況度身訂造針對性的食物，評估的基礎不再單純靠經驗和知識。建議希望用食療改善健康的人，先去「食療主義」做一個「生物共振」測試。以下是一些案例。

建議希望用食療改善健康的人，先去「食療主義」做一個「生物共振」測試。

A女士中年，曾經有腫瘤，現在沒有了，雖然不用上班，但每天到凌晨一、兩點才睡，幾個小時後已經睡不着。她有念珠菌與黴菌，也有重金屬和食物敏感，因此有皮膚敏感。她想知道應該服用甚麼食療，也帶來一堆正在服用的營養補充品。測試的方法是將每一樣食物逐一放在「生物共振儀」中，將共振儀與被測試者連綫，她帶來了幾十種營養品，經過測試，證明八種對她無礙但也無用，只有一種對她有用，剩下的對她都有礙（stress）。

她需要益生菌中的A（Active，大便經常不成形）、桑葉茶、蕎麥蜜糖、蒜頭水、沙棘汁、布緯食療、酸椰菜汁、布緯能量籽與B complex。

B先生，三十八歲。大腸癌擴散到肝，每星期減三到四磅，總是覺得口乾，喝水也沒有用，有幾隻水銀補牙，大便稀爛。

他需要益生菌A、ECM葉綠素排毒粉、蕎麥蜜糖、酸椰菜汁、OPC-3、沙棘汁、山竹子汁，布緯食療一天三次。

食療變得更科學化

由於癌症患者不可以吃肉，要注意從植物中補充蛋白質，鷹嘴豆、扁豆、藜麥等含有非常豐富的植物蛋白質，基本上豆類中都含有豐富蛋白質，絕對不比肉類少。豆類中也含有豐富的維生素B群，經常口腔潰瘍的人，用各種豆類煮水喝會有幫助，要常喝。

C先生，中年，健康基礎比較好，經常做運動，飲食基本上健康，但奇怪的是，長期以來睡眠質量仍然不好，每天早上起床後周身痛，經常半夜就醒，還經常水腫。昨天他買了「能量塔」D4，今天起床後身體不再痠痛了，不需要再像以往多年需要扭動關節去紓緩痠痛！原因也找到了，他的臥室裝置了互聯網發射點，連接到孩子的房間，另外有電腦和電視，還有兩組安裝在牆上的多用途插頭，據他說無法拆除，他的太太同樣有睡眠問題。

他需要益生菌C（Clinica，修補被抗生素破壞的腸道環境）、ECM葉綠素排毒

有了這個儀器，食療變得更科學化。

粉、布緯食療、橄欖油、牛油果油（avocado oil）、亞麻籽、B complex、酸菜汁、蕎麥花蜜糖與藜麥。有了這個儀器，食療變得更科學化。

月亮人抗菌能力低

D小姐，大概三十歲，小學補了幾隻水銀補牙，皮膚很好，很少吃紅肉，平時服用亞麻籽油、磷蝦油、冬蟲夏草，是每天兩、三點才睡覺的月亮人。

D小姐吃得很健康，但經過「生物共振」測試，身體中還是有重金屬、各種霉菌包括念珠菌，對牛奶和一些食物敏感，對室內的塵蟎敏感，有時候在換床單時會打噴嚏。她有水銀補牙、愛吃魚，有些魚含重金屬很高，譬如鯖魚、劍魚和鯊魚的魚翅；其他造成身體狀況的原因，我認為與她每天兩、三點才睡有關，晚睡覺的人免疫系統低下，抗菌能力不如常人，所以即使飲食再健康也無補於事。她需要益生菌中的D（Daily，大便有時好，有時不好，一出門旅行就便秘）、ECM葉綠素粉（溶解包裹着細胞膜的重金屬）、Rayobase酸鹼調節礦物粉（排出重金屬）、布緯食療、有機芝麻油、牛油果油（avocado）、鎂礦物質、亞麻籽、枸杞汁等。

E先生，中老年，企業老總，消化系統不佳，經常肚子痛，工作壓力太大，沒有精力，他有十隻非水銀補牙，但身體中還是有重金屬、霉菌。他有麥製品敏感（麵包、蛋糕、麵、披薩、麥片等），另外還有幾種食物敏感。他需要益生菌中的C（Clinica，曾經服用過抗生素，腸道環境被破壞）、枸杞汁、ECM加酸鹼調節礦物粉（重金屬排毒系列）、與布緯食療，先這樣開始。

「生物共振儀」還可以針對以上徵狀進行能量修復改善健康，與食療互動功效更大，是一套新紀元的歐洲隱世醫學。

其他造成身體狀況的原因，我認為與她每天兩、三點才睡有關，晚睡覺的人免疫系統低下，抗菌能力不如常人，所以即使飲食再健康也無補於事。

第四章

食療益你我 新知學不完

桑葉有利水作用，把細胞中多餘的水份排出，有效改善水腫減肥。桑葉還可以減脂肪的肥，它含有黃酮類成份。

P53 被稱為腫瘤抑制基因，它的主要任務是：確保細胞在複製分裂的過程中保持健康……

慢性炎症的食療：每天早餐後服用兩粒磷蝦油，如果是素食者則服用冷榨亞麻籽油。

類固醇只要適當應用，在緊急狀態下很有幫助，但亦會帶來副作用，長期服用會令免疫系統抵抗力減弱，無力對付外來病菌。

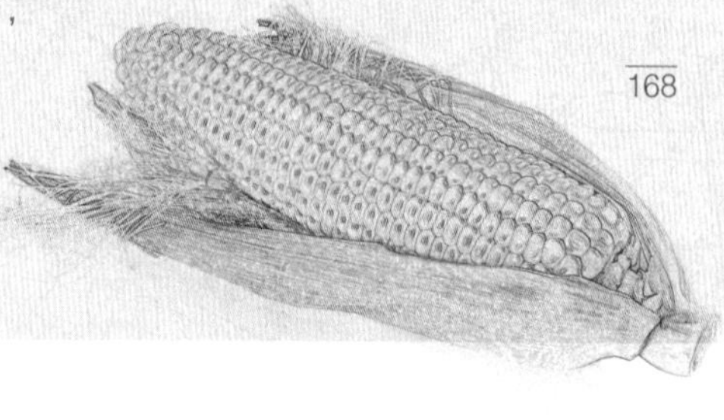

你每天喝夠水嗎？

聽說日本的藝能界流行「白湯」排毒法，就是白開水，這種療法源自印度的阿育吠陀（Aayurveda），我曾介紹的「古方通血管」也是來自這個古老的阿育吠陀。

很多年前我已推薦喝溫熱的水，因為可以幫助腸胃蠕動，也能促進內臟排毒。吃飯前先喝溫熱水使人容易飽，慢慢喝杯熱水可以緩衝壓力，用「飲水提肛法」對健康更有利益，請參考《嚴浩秘方集2》。

阿育吠陀說，影響身體與精神健康的元素有風、火、水三種，其中頭痛、肩頸痠痛、失眠、皮膚粗糙、便秘等，是因為火元素失調，追究原因反而是身體寒，原因是夏天吹冷氣、吃冰的東西落下了病根，這與中醫的說法基本上一致，等於是虛火上升。這時候喝熱水就可以平衡，不要燙口的熱水，溫熱就可以了。

每天應該喝一到兩公升水，不可牛飲，要一口一口慢慢喝，否則很快小便，並

每天應該喝一到兩公升水，不可牛飲，要一口一口慢慢喝。

沒有起到滋潤細胞、洗浴細胞的作用。不要等渴的時候才喝水，前文說過，如果等渴的時候才喝水，好比為乾枯的花盆澆水，水一下便流了出來，並沒有起到滋潤泥土和植物的作用。應該每小時喝二百毫升，或者每一至兩個小時喝一滿杯。洗完澡後，喝一杯和體溫差不多的溫水，補充流失的水份，這時候不可以喝涼水，要趁身體溫熱立即喝熱水，可以加倍提升排毒功效，改善便秘排出老廢物質。在水中加幾片新鮮檸檬效果更好。

絕對天然免費營養素

每天曬二十分鐘太陽對改善健康有絕對影響，曬太陽的時間當然不要選太陽最曬之時，也不可以塗抹任何化妝品與防曬霜。但超過二十分鐘對健康有反效果，首先皮膚會慢慢角質化。

曬太陽對健康是頭等重要，曾看過一集BBC製作的科學節目，其中揭示陽光中的光子如何令植物運作，先進的拍攝手法，令觀眾可以微觀地看到光子穿透植物細胞的神奇畫面，萬物生長靠太陽，當然也包括了人類。

太陽光的光譜是全面的，包括了「赤、橙、黃、綠、靛、藍、紫」七種均衡完整的能量，這是來自上天的絕對天然免費的營養素，它們不但幫助人體吸收氧氣、調節心跳速度和免疫功能、改善肌肉能量、調節荷爾蒙分泌，還有助心理和情緒健康，更能幫助人體內部殺菌！

由於都市人大部份日常工作和生活都在室內進行，而人造光源通常只含「橙、綠、靛」三種光譜，長期只接觸這種不完整的光源會令人身心健康都出現問題。

關於曬太陽這事我老婆深有體會。過去她晚睡晚起，又誤解了「白天太多紫外綫會傷害皮膚」，所以很少在室外活動，總會無緣無故地疲憊、情緒低落、壓力大，但自從她早起與我一同行山後，精力和情緒都非常非常顯著地改善。

經常在冷氣中生活會影響身體的陽氣，人會經常疲乏、體弱易病。

經常在冷氣中生活會影響身體的陽氣，人會經常疲乏、體弱易病。

桑葉竟然等同人參

「很久以來已想寫一篇關於桑葉茶的文章，一直沒有寫不是因為資料不足，相反是太多，而且內容實在不可思議。」

先看一段一九九零年四月一日《參考消息》報道：「前蘇聯科學家科沙迪諾博士發現，黑海附近有一個長壽村，這裏的村民平均壽命一百二十歲，最高的竟達一百六十歲……經考察，這兒遍植桑樹，村民祖輩食用桑果和飲用桑葉茶。無獨有偶，莫斯科附近的亞沙巴贊山區，這裏也遍植桑樹，這裏的村民和祖輩食用桑果和飲用桑葉茶，不少老人也活到了一百四十歲。」

服用桑葉不但有藥用效果，還可以長壽？桑葉我並不陌生，上小學時同學們都愛養蠶，香煙盒裏放幾片桑葉，養幾條蠶，便可以把玩幾個星期，到幾十年後的現在，才知道桑葉竟是養生之寶。

桑葉有抗氧化、抗衰老效果，是因為其中含有異黃酮化合物，一切有關桑葉的

桑葉有抗氧化、抗衰老效果。浙江大學臨床藥理研究所通過四年實驗，證實桑葉具有類似人參的補益和抗衰老作用，人參屬於熱補，而桑葉屬於清補。

研究都有科學根據。浙江大學臨床藥理研究所通過四年實驗，證實桑葉具有類似人參的補益和抗衰老作用，人參屬於熱補，而桑葉屬於清補，老幼均可使用，四季皆宜。

桑葉竟等同人參，而且屬於清補！屬於清補的植物都有養陰作用，這幾天我們正好討論自主神經中的副交感神經其實是自癒神經，桑葉恰恰有穩定自主神經系統功能的作用，可以緩解壓力、調節腎上腺分泌、有助安眠、調節更年期的情緒不穩、以及調節多汗徵狀等等。（桑葉茶系列之一）

有桑葉，無肥人

桑葉其中一個功效是止汗，原來不少讀者經常出汗不止，這正是自主神經失調的徵狀。

《神農本草經》中有一條鮮為人知的「桑葉小米粥」食療，止汗之餘兼具清熱、安眠、減肥、消水腫等功效。

出汗分為因運動而產生的「自汗」，是正常的，運動停止出汗便會慢慢停止；另一種「盜汗」指睡眠中出汗，是感冒或者陰虛的原因，桑葉正好有養陰、治風熱感冒的作用；風熱感冒的特徵是乾咳無痰。汗本身沒有味道，經體溫蒸發後滋生細菌才會產生體味。

《神農本草經》中有一條鮮為人知的「桑葉小米粥」食療，止汗之餘兼具清熱、安眠、減肥、消水腫等功效。

材料：桑葉六克，淡豆豉十克，小米五十克。

桑葉性質偏寒，體質怕寒者，煮粥時加兩粒去核紅棗。

做法：一、淡豆豉壓碎，加入桑葉放進鍋；二、用兩碗水煮滾材料後，轉小火滾半分鐘；三、隔渣取水，倒入小米煮成粥，如水量不足，可在烹煮時適當添滾水。

日服一次，連服五天，睡前趁熱吃。服用後如多汗徵狀減輕，可不用加淡豆豉，照舊用其他材料熬粥，有消水腫功效。桑葉有利水作用，而且不是一般的利尿，是把細胞中多餘的水份排出，有效改善水腫減肥。桑葉還可以減脂肪的肥，它含有黃酮類成份，有助遏制胰脂肪酶，減少腸道分解食物脂肪，並能在腸壁形成隔離膜，減少吸收脂肪。（桑葉茶系列之二）

滋陰減肥桑葉茶飲法

完成五日桑葉、淡豆豉、小米食療後，如想維持減肥效果，每晚用一杯冷開水浸泡五克左右的桑葉，第二天清晨空腹加熱水溫溫服下，茶渣再放在保溫杯沖開水浸泡，白天當茶喝。份量從少到多，如身體適應，可逐漸將桑葉份量加至八克，長期喝，減水腫、減脂肪，但不宜過量狂喝。

桑葉不是貴重的藥材，所以貨源從來不受重視，你試試去藥材店買桑葉，不是欠奉就是非常骯髒，我去過一家全國有名的老名店的香港分店買，桑葉中有沙土、小石和小繩子，無比噁心。我只好請「食療主義」的同事找，前提是要找一個沒有污染的山區種出來的有機桑葉。説實話，這麼高要求誰都不存希望，但世事有時就是特別巧，「食療主義」的同事中，有位美女的老公竟是尼泊爾人，誰都知道尼泊爾有大片大片沒受污染的山區，這位「食療主義」的女婿老家院子後面就有一片天然的桑樹林！

尼泊爾的桑葉茶全程人工作業，沖出來後是淡淡的清甜甘香，叫人放心，包裝也惹人好感，用的是古老的方法做出來的棉紙，茶喝完了還捨不得把包裝紙袋扔掉，可惜想不出有甚麼用。紙袋上印着「無農藥，無咖啡因」，桑葉茶不含茶鹼咖啡因，胃痛和失眠者也能放心飲用。

「食療主義」的桑葉茶一包有五十克，以一天喝五克計算，可以喝十天。桑葉茶適合常在冷氣間的上班族，常在外吃飯、好飲咖啡、飲料者，加班、應酬、熬夜上網、便秘困擾、胃脹、愛甜食、麵包、糕點、不愛蔬果、不愛運動者。（桑葉茶系列之三・完）

桑葉茶實戰分享

讀者尚美來信詢問桑葉茶的喝法。

桑葉茶適合常在冷氣間的上班族，常在外吃飯、好飲咖啡、飲料者，加班、應酬、熬夜上網、便秘困擾、胃脹、愛甜食、麵包、糕點、不愛蔬果、不愛運動者。

「最近看了你的文章介紹桑葉的好處，昨天馬上到食療主義買了桑葉茶包，因為在你的文章裏有提及甚麼樣的人適合喝桑葉茶，我認為我大部份都符合（例如平時沒有運動、愛吃糕點等），但我有血壓低的問題，所以今天試飲時也不敢用一整個茶包，只用了一半份量（連茶葉也喝掉），很快便覺得有點頭暈和很累，但很快又回服正常（約一小時）。想請教一下，我是否並不合適喝桑葉茶？或是可以加甚麼藥材中和一下這血壓／血糖低的反應？」

筆者：「試試加十粒枸杞子看有沒有好轉，請告訴我效果。」

一段時間後收到她的回覆。

尚美：「想報告一下效果。桑葉茶加了枸杞子後，沒有了頭暈、喉嚨癢和咳嗽（並不是很嚴重），但幾小時後開始覺得累和沒有精神，並且持續兩、三天，大便會變得稀爛，而且今次的來經早了數天。不過除了以上，我也發現它的好處，就是之前持續了好一段時間的熱氣改善了不少，腿部明顯去了水腫，還有便是桑葉茶雖然寒涼，但它並沒有令我晚上失眠（我可以百分百肯定，吃了寒涼或是降壓食品，失眠定必持續一段時間），相反睡眠質素好了，沒有做夢，這是我意想不到的。

桑葉茶加了枸杞子後，沒有了頭暈、喉嚨癢和咳嗽（並不是很嚴重）……

但是由於不喜歡那種沒精打采的感覺，所以連續喝了三天後，便一星期只喝一至兩天……」

其實，桑葉有安神作用，這位讀者本來睡眠質素不好，白天喝桑葉茶，身體放鬆了，自然希望把睡眠補上。

枸杞子補陽也補陰，但每天不能多吃，多吃一樣會上火。

蔬果汁有治療作用

蔬果汁有很好的改善體質作用，德國有一種果汁療法叫「葛森療法」，只憑喝果汁就治好了癌症，但過程非常嚴謹，故暫時把它歸作後話。目前正值炎夏，是喝各種蔬果汁的好時節，有位讀者Michael來信分享經驗：

「當時體重大概有二百二十磅（一百八十四公分），差不多每天從早上到中午前，分階段飲一公升半左右，配方如下：紅蘿蔔／番茄／蘋果／青瓜／紅菜頭＋檸檬／杞子，其他生果隨意加入；有時會加苦瓜、西芹、西瓜、菠蘿或各種提子，加上水連皮及籽，打到渣也沒有。

喝了一年，我的身體有些細微的好變化，比如手指甲的凹陷地方變平了，而且比較紅潤（我母親的指甲分叉也好了很多），呼吸很順暢，整個人很精神，不易累，體重也輕了十五磅左右，自我感覺很好，就是早上要去很多次洗手間。

問：我的果汁配方是否有相沖的地方？」

答：如果要兼顧「相宜」或者「相沖」，一杯蔬果汁中最好不要有超過四種，一次用兩至三種搭配相宜的蔬果，每天飲用兩杯或者以上（每杯約二百五十毫升）。每次用不同搭配效果會更好。但蔬果汁不能當水飲，一定要喝水，成年人每日飲水的建議量是六至八杯，即一公升半至二公升。這位朋友單單蔬果汁就飲用了一公升半，小心不要對腎臟造成負擔。其實每日也不需要喝八杯水，不是每人都適合。（蔬果汁有治療作用之一）

一杯蔬果汁中還是不要有超過四種，才可照顧到相宜或相沖的問題。

吃奇異果會增加體重？

讀者Michael來信問自己的果汁配方是否應去掉青瓜？是否對肝有害？

Michael：「兩個月前開始，在飲果汁前再先喝一碗奇異果汁（一個半奇異果），發覺體重不斷增加及很不舒服，然後看了你的文章，說奇異果與紅蘿蔔和青瓜相沖，所以把紅蘿蔔減去，但保留了青瓜，同時間體重開始慢慢下降，自我感覺也OK。

問題：一、我的果汁配方是否連青瓜也應去掉？二、我的果汁配方是否對肝有害？我是乙型肝炎帶菌者，所有驗血指數皆正常，包括肝酵素。」

Michael的信解答了一個我本來想不通的問題。有讀者問：為何用奇異果減肥法後，體重不減反增？原來是吃了和奇異果相沖的食物！你看，他每天喝的蔬果裏就有紅蘿蔔、番茄、蘋果、青瓜、紅菜頭、檸檬、杞子，有時加苦瓜、西芹、西瓜、菠蘿或各種提子，他的身體簡直是個農場！後來他把紅蘿蔔去掉，體重又下去了，

為何用奇異果減肥法後，體重不減反增？原來是吃了和奇異果相沖的食物！

這真是很有趣。所以本來吃了奇異果但無減肥功效，或體重反而增加的讀者，不妨檢討每日所吃的食物，看看有沒有食物相沖的狀況，再來信分享。

Michael又問，是否要把青瓜也去掉？青瓜PK奇異果，把維生素C打下去了，所以一杯蔬果汁中還是不要有超過四種，才可照顧到相宜或相沖的問題。（蔬果汁有治療作用之二）

改善肝炎的蔬果汁

患有肝炎可以服用一個乳酪蔬果汁。

秘方一：蘋果半個、小番茄六個、純乳酪（低脂）兩湯匙、芹菜三十五克、小麥胚芽粉一湯匙、西生菜七十克，放在一起，用攪拌機攪爛。

葡萄和小麥胚芽含豐富的維生素B族，肝臟的新陳代謝需維生素B族，所以必須吃粗糧，每日吃的白米已丟失了大量維生素B，十穀米中的維生素B族最豐富。

還有一個護肝的簡易乳酪蔬果汁。

秘方二：二十粒葡萄，純乳酪一百五十毫升，在攪拌機中打爛，不用加水，然後加入蜂蜜。

葡萄連皮連葡萄籽，要買有機無農藥的葡萄。青瓜可以清內熱，一般來說，蔬果都含有維生素C，但青瓜卻會破壞維生素C。

紅蘿蔔是除了蘋果以外，最多人榨汁的蔬果，但如果生吃，胡蘿蔔素無法被身體吸收，用油煮過、吃熟的才能被人體消化。番茄汁也很多人愛喝，但番茄和紅蘿蔔一樣，生番茄無法被人體吸收。

蔬果汁一做好就要馬上喝，否則會被氧化。蔬果汁的最大問題是，在榨汁或者被攪拌機打爛的過程中，有的攪拌機速度實在太厲害，纖維也會被打爛，有可能破壞了水果的纖維，纖維不足會導致便秘，所以要自己注意一下；高速榨汁機也會破壞蔬果中的酵素。

蔬果汁中可以加入芝麻、核桃、杏仁等，平衡一下蔬果的寒，當然可以加入薑汁，如果加入一茶匙冷榨亞麻籽油，保健治病作用更強大。（蔬果汁有治療作用之三・完）

蔬果汁的最大問題是，在榨汁或者被攪拌機打爛的過程中，有的攪拌機速度實在太厲害，纖維也會被打爛，有可能破壞了水果的纖維，纖維不足會導致便秘……

豐富健康食譜

很多讀者希望介紹健康食譜，以下的食譜本來是為糖尿病患者設計的，但從中有不少適合各種健康狀況的人，很豐富也很難得，我選錄了部份。

一、南瓜湯——材料：南瓜三百克。作法：加適量水，將南瓜煮爛，食瓜喝湯，分次食用，可代替主食。

功效：適用於糖尿病，易飢多食的患者。南瓜有降糖通便的功能。南瓜含鈷的量較高，這是其他任何蔬菜都不可相比的。鈷是胰島細胞合成胰島素所必需的微量元素，常吃南瓜有助於預防糖尿病。但南瓜中含有一定量的糖，過多食用可引起血糖增高，故應慎食，不可過量。

二、奇異果汁——材料：奇異果五個。作法：榨汁。

功效：奇異果中的維生素C含量高，每一百克果肉中含維生素C一百至四百五十毫克，是天然的抗氧化食品，經常食用，也能降低血中膽固醇和三酸甘油

以下的食譜本來是為糖尿病患者設計的，但從中有不少適合各種健康狀況的人，很豐富也很難得：一、南瓜湯；二、奇異果汁；三、大花咸豐草（鬼針草）。

的數值，是糖尿病合併有高血壓、心血管病、腫瘤患者的理想果品。適用於糖尿病，煩渴不止者。

三、大花咸豐草（鬼針草）——材料：大花咸豐草。作法：每天用乾鬼針草三十克，加一千毫升水，煎後代茶一日內服完。

功效：對血壓具有良好的雙相調節作用，高血壓病人服了此藥可使血壓降低，血壓偏低者用藥後可使血壓升至正常。有助於治療第Ⅰ型糖尿病，也就是胰島素分泌不足導致的糖尿病。中央研究院生物組，實驗以治療非肥胖型的糖尿病鼠，這些老鼠因胰島素分泌細胞遭自體免疫細胞攻擊而功能不全，開始有糖尿病現象，但經過注射或口服咸豐草萃取物之後，糖尿的現象有明顯改善。（豐富健康食譜之二）

明目三明治

繼續介紹糖尿病食譜。

四、山茱萸——材料：山茱萸肉二十五克，泡水喝一天。

作法：將山茱萸肉洗淨，去核。

功效：改善一般人經常疲勞困倦狀態，頭暈目眩，耳鳴腰痠，遺精遺尿，小便頻數，虛汗不止，或婦女帶下多者。適用於糖尿病患者，山茱萸中的山茱萸醇提取物給四氧嘧啶性和腎上腺素性糖尿病模型大鼠灌胃，可明顯降低血糖，並提高肝糖原含量。山茱萸降糖作用可能與促進殘餘胰島β-細胞的分泌功能和增加器官、組織利用葡萄糖有關。

同時山茱萸醇提取物一克/公斤，半克/公斤靜脈注射能抑制正常家兔血小板聚集和降低血液黏度，亦能明顯抑制糖尿病大鼠全血黏度和血小板聚集性的增高，改善血流狀態。

五、昆布海藻湯——材料：昆布、海藻各三十克；黃豆一百五十克。

作法：將三者放入鍋中，煮湯，加少量調味品，任意食用。

功效：適用於糖尿病合併高血脂、高血壓、心臟病的患者。實驗證明，昆布中的褐藻澱粉灌胃，對正常小鼠有明顯降血糖作用。

六、明目三明治（用全麥包）——材料：多士兩片、芝士一片、枸杞三克、蘑

枸杞有明目與降血糖功能；且蘑菇含有多醇，可醫治糖尿病，對降低血糖有明顯效果。

菇五克、洋葱三克。

作法：將芝士平鋪於多士上，灑上其餘材料，放於烤箱中，烤八分鐘，待熟後當早餐食用。

功效：明目，抗衰老。適用於糖尿病視力退化者。枸杞有明目與降血糖功能；且蘑菇含有多醇，可醫治糖尿病，對降低血糖有明顯效果。（豐富健康食譜之二）

明目去翳枸杞花茶

枸杞子除有明目作用，亦可降血糖。

七、枸杞子炒芹菜——材料：枸杞子三十克、芹菜二百克、調味料適量。

作法：芹菜切段。炒鍋加野山茶油，油燒成六成熟時，下葱花煸香，隨即加入芹菜段、枸杞子，翻炒片刻，調味。

枸杞子有生長刺激作用，並能降血糖，對肝損害有保護作用。

功效：主治腎陰虧虛型糖尿病，對中老年II型糖尿病合併高血壓病、高脂血症者尤為適宜。常吃芹菜，除有短時間的降壓作用外，還可改善糖尿病患者口乾舌燥、氣喘心煩、身體不適的徵狀。

八、枸杞花茶——材料：枸杞子三十克、白菊花六克。

作法：將枸杞子洗淨，與白菊花同入杯中，以開水沖泡，加蓋十五分鐘即成，代茶飲用。一般可沖泡三至五次。

功效：適用糖尿病，合併視力障礙者尤為適宜。枸杞子有生長刺激作用，並能降血糖，對肝損害有保護作用。實驗證明，枸杞提取物可引起大鼠血糖顯著而持久的降低，碳水化合物耐量升高。菊花有抗血栓形成作用和增強毛細血管抵抗力作用，久服有明目去翳的功效。

九、枸杞子香菇湯——材料：枸杞子三十克、銀耳三十克、天花粉十克、香菇三十克、調味料適量。

作法：銀耳泡發，洗淨後切成細末。香菇泡發，切細絲。天花粉研成細粉，加水一千毫升，大火煮沸，加枸杞子、銀耳、香菇拌和，小火三十分鐘，調入天花粉細末，煨煮至沸，加鹽，用太白粉勾薄芡，淋入麻油即成。

功效：適用於腎陰虧虛型糖尿病。香菇腺嘌呤具有降低血液膽固醇。防止動脈硬化和血管變脆作用。適宜糖尿病者經常食用。（豐富健康食譜之三）

柚皮薏仁粟米粥

繼續介紹兩款糖尿病食譜。

十、柚皮薏仁粟米（即小米）粥——材料：鮮柚皮一個、薏仁三十克、粟米六十克。

作法：將鮮柚皮削去外皮，用柚皮的白肉切成黃豆樣大小的柚皮丁，備用。將薏仁、粟米淘洗乾淨後同放入砂鍋，加適量水，大火煮沸後調入柚皮丁，改用小火煨煮一小時，待薏仁、粟米酥爛，加葱花、薑末、鹽調味即成。早晚服用。

功效：改善多尿、腦血管疾病、適用各型糖尿病，血糖高者。柚子含有胰島素樣成份，具有降糖作用，對高血糖病人很有益，同時含生理活性物質皮甙，可降低血液的黏滯度，減少血栓的形成，故而對腦血管疾病，如腦血栓中風等也有較好的預防作用；薏仁對橫紋肌有抑制作用，能減輕肌肉攣縮，消除疲勞，頗適合糖尿病人；粟米含多量谷氨酸、脯氨酸、丙氨酸和蛋氨酸，具有調補身體，改善多尿的徵狀。

柚皮的苦叫柚皮甙，不要把柚皮的苦去掉，否則就剩下口感，沒有療效了。

十一、海帶薏仁湯——材料：海帶三十克、薏仁三十克、雞蛋一個、鹽兩克、胡椒粉一克、野山茶油五克。

作法：將海帶切條狀，與薏仁共入鍋內，加水煨燉至極爛，連湯備用。鍋置旺火上，放入野山茶油，將打勻的雞蛋炒熟後，將海帶、薏仁湯倒入，加鹽、胡椒粉即成。佐餐食用。

功效：適用於糖尿合併高血壓，症見口苦納呆，嘔噁腹脹，大便不調，小便短赤者。（豐富健康食譜之四）

柚子含有胰島素樣成份，具有降糖作用，對高血糖病人很有益，同時含生理活性物質皮甙，可降低血液的黏滯度，減少血栓的形成，故而對腦血管疾病，如腦血栓中風等也有較好的預防作用。

玉竹蒸海參

海參、玉竹都有良好的降低血糖的作用。

十二、玉竹蒸海參——材料：玉竹十五克、天門冬十五克、水發海參五十克、豬肉二十五克、香菇十五克。

作法：將水發海參，剖成數段，切成長絲狀。豬肉切薄片。玉竹、天門冬很難找到新鮮的，只好去藥材店買。香菇用溫水泡發，切成細條狀。將海參裝入蒸盆內，抹上精鹽、醬油少許，將香菇條及玉竹、天門冬片分別放在海參四周，將豬肉片蓋在上面，加適量水，上籠，用大火蒸四十五分鐘即可。當餐佐食。

功效：現代藥理研究發現海參能降血脂、降壓，可防高血壓、糖尿病，對糖尿病併發症有較好防治作用。適用於燥熱傷肺型糖尿病，出現血糖升高，煩渴多飲，口乾咽燥，多食易飢，小便量多，大便秘結者。玉竹有降血糖的功效。實驗證明玉竹煎劑對腎上腺素、四氧嘧啶、葡萄糖等引起的大鼠高脂血症有顯著的抑制作用，

現代藥理研究發現海參能降血脂、降壓，可防高血壓、糖尿病，對糖尿病併發症有較好防治作用。

可加強組織細胞對糖的氧化劑用而使血糖高者恢復正常；海參補腎益精，養陰潤燥，常用治糖尿病。

十三、涼拌苦瓜——材料：鮮苦瓜一百克。

作法：將苦瓜去皮洗淨，再用涼開水沖洗一下，切成薄片，用適量麻油或橄欖油、野山茶油調拌。

功效：適用於糖尿病多飲、多食的患者。苦瓜有清熱解毒，止渴除煩的功效。苦瓜中含有類似胰島素的物質，有明顯的降血糖作用。它能促進糖分解，具有使過剩的糖轉化為熱量的作用，能改善體內的脂肪平衡，是理想的降糖食物。（豐富健康食譜之五）

玉米鬚燉蚌肉湯

繼續介紹玉米鬚的功效。

十四、玉米鬚燉蚌肉湯——材料：玉米鬚一百克、蚌肉三百五十克、鹽、薑、葱、米酒各適量。

作法：將玉米鬚洗淨，裝入紗布袋內，蚌肉切片，共置砂鍋內，加食鹽、生薑、葱、米酒、水適量，置大火上燒沸後，改用小火燉至蚌肉熟即成，佐餐食用。

功效：適用於糖尿病，合併有高血壓者。實驗證明玉米鬚的發酵製劑對家兔有非常顯著的降血糖作用。蚌肉含有蛋白質、脂肪、糖類、鈣、磷、鐵及維生素A、維生素B_1、維生素B_2等成份，尤以含鈣量甚高，以內鰓板及外鰓板含量最多，蚌肉有緩解糖尿病、煩熱、消渴的徵狀，其清熱止渴功能甚佳。

十五、炒二冬——材料：冬瓜三百克、水發冬菇一百克、調味料適量。

作法：冬瓜去皮、瓤，切成小塊。水發冬菇切成薄片，放入沸水鍋中焯一下，

實驗證明玉米鬚的發酵製劑對家兔有非常顯著的降血糖作用。

待用。鍋置火上，加橄欖油，大火燒至六成熟，加葱花、生薑末，煸炒出香，下入冬瓜塊，翻炒片刻，加冬菇薄片及清湯，持續炒至冬瓜熟軟，加鹽、米酒，用太白粉汁勾芡，淋上麻油即可。

功效：適用於胃燥傷津型糖尿病，對伴發高血壓者尤為適宜。冬菇在某些地區又名金針菇，國外學者研究認為，金針菇中賴氨酸的含量特別高，含鋅量也較高。所含的膳食纖維能降低膽固醇，為一種高鉀低鈉食品。可抑制血脂升高，降低膽固醇，防治心腦血管疾病。能有效地增強機體的生物活性，促進體內新陳代謝，有利於食物中各種營養素的吸收和利用，對糖尿病患者大有益處。（豐富健康食譜之六）

遺精、不孕無有怕

我曾經介紹過一個降脂肪的茶，下文的這個用的食材也差不多，可以比較一下。

十六、降脂飲——材料：枸杞子十克、何首烏十五克、決明子十二克、山楂十克、丹參十克。

作法：將以上各味以小火水煮，取汁一千五百毫升，儲於保溫瓶中代茶飲用。

功效：適用於肥胖型糖尿病伴血脂增高，出現腰膝痠軟、頭昏耳鳴、遺精、不孕、消渴、口乾症者。

十七、香蕉茶——材料：香蕉五十克、茶葉十克、蜂蜜適量。

作法：香蕉剝去外皮研碎，沸水沖泡茶一杯，去渣留汁，調入香蕉及蜂蜜。每日一劑，飲服。

功效：適用糖尿病，合併有心臟病、動脈硬化及高血壓者。香蕉有清熱解毒、滋陰潤腸的作用。雖然香蕉含糖量達百分之二十左右，其中葡萄糖和果糖的比例為二比一。糖尿病患者攝入香蕉後，可以使尿糖相對降低，故可作為糖尿病患者的加餐果品，但是其所能提供的能量，應該計算入一天的總能量之內。

十八、魔芋拌黃瓜——材料：魔芋二百五十克、黃瓜二百五十克。

作法：黃瓜用熱水沖洗黃瓜表皮，剖開切成薄片，放入大碗中，加少量鹽，醃漬片刻，取出，置於碗中，加醬油、蒜泥、蔥花、薑末及麻油等調料拌和，備用。

降脂飲適用於肥胖型糖尿病伴血脂增高，出現腰膝痠軟、頭昏耳鳴、遺精、不孕、消渴、口乾症者。

再將魔芋煮熟，切成細絲，放入盤中，拌和後食用。佐菜當餐。

功效：適用於糖尿病，胃燥津傷，燥熱傷肺型者，尤其是對伴發結核病、皮膚毛囊炎、痕癢等症者尤為適宜。黃瓜有降血糖的作用，對糖尿病患者來説，黃瓜是最好的亦蔬亦果的食物。（豐富健康食譜之七）

黃精杞子燒海參

以下這個菜補腎益精，養陰潤燥，降脂降壓，男女都應該常吃。

十九、黃精杞子燒海參——材料：黃精三十克、枸杞子三十克、水發海參二百克、葱段三十克，調味料適量。

作法：將水發海參放入水中泡六小時，撈出，切段，備用。黃精藥店有。將枸杞子放於溫水中浸泡三十分鐘，撈出後與黃精一同放入碗中，待用。炒鍋置火上，加野山茶油，大火燒至九成熟時，投入蔥段，大火爆炒出香，待蔥段將炒焦時投入海參段，不斷翻炒，加米酒熘勻，加水二百五十毫升，放入黃精、枸杞子及適量薑片，燜鍋，改用小火燒煮四十分鐘，待海參酥爛加鹽、五香粉、香醋，拌勻，再煮至沸即成。

功效：適用於腎陰虧虛型糖尿病。海參補腎益精，養陰潤燥，常用於糖尿病食療。現代藥理研究發現海參能降血脂，降壓，對老年性糖尿病有較好防治作用。

二十、黃鱔粟米粥——材料：黃鱔絲一百克、枸杞子三十克、粟米（即小米）一百克。

作法：將黃鱔絲切碎，放於碗中。將枸杞子與粟米同放入砂鍋，加適量水，大火煮沸後改用小火煮三十分鐘，調拌入黃鱔糜，加入米酒，持續煮二十分鐘，待粟米煮爛，黃鱔肉熟，加蔥花、薑末、鹽調味，煮沸即成。早晚食用。

功效：適用於身體虛弱的糖尿病患者。鱔魚所含的特種物質「鱔魚素」能降低血糖和調節血糖，對糖尿病有較好的治療作用，加之所含脂肪極少，因而是糖尿病患者的理想食品。（豐富健康食譜之八）

鱔魚所含的特種物質「鱔魚素」能降低血糖和調節血糖，對糖尿病有較好的治療作用，加之所含脂肪極少，因而是糖尿病患者的理想食品。

玉米鬚海帶消浮腫

玉米鬚除有降血糖作用外，還能利尿、消浮腫。

二十一、黑芝麻薏米糊——材料：黑芝麻一百五十克、薏米一百克、藕粉八十克。

作法：黑芝麻、薏米研粉與藕粉混和均勻，分成八份，用防潮紙包裹好，入罐密封，待用。每次一包，每日兩包，放入碗中，用開水沖調成糊，溫熱服食。

功效：適用於腎陰虧虛型糖尿病。蓮藕的營養價值很高，富含鐵、鈣、植物蛋白質、維生素以及澱粉等多種營養成份，有明顯的補益氣血、增強人體免疫力的作用，也有降低膽固醇及降脂作用，適於糖尿病人食用。

二十二、玉米鬚海帶飲——材料：玉米鬚五十克、海帶二十克。

作法：新鮮玉米鬚洗乾淨，曬乾或烘乾，切碎，海帶切絲，裝入紗布袋中，放入茶杯中，用開水沖泡，加蓋，二十分鐘即可。代茶喝，一般可沖泡三至五次。

海帶亦有降血糖、降血脂作用。適用各種糖尿病，有非常顯著的降血糖作用，對中老年糖尿病併發高血壓或慢性腎病者尤適宜。

功效：玉米鬚利尿，改善腎功能，可使浮腫消退或減輕、尿蛋白消失或減低等。海帶亦有降血糖、降血脂作用。適用各種糖尿病，有非常顯著的降血糖作用，對中老年糖尿病併發高血壓或慢性腎病者尤適宜。

二十三、絲瓜牡蠣肉湯——材料：絲瓜四百五十克、生蠔一百五十克

作法：絲瓜刮去外皮，切片。用六成熟野山茶油煸炒牡蠣片，加入米酒，加水八百毫升，中火煮沸，投入絲瓜片，加葱花、薑末，再煮至沸，加鹽，上碟時拌入麻油。

功效：牡蠣含鈣及多種微量元素，是人體健康所不可缺少，具有滋補強壯，強筋壯骨作用，可以改善煩熱、盜汗、心神不安的徵狀。也適用於腎陰虧虛、胃燥津傷型糖尿病，對糖尿病有預防和治療作用。（豐富健康食譜之九）

綠豆金銀花去濕疹

以下介紹的食譜，除了可降血糖外，對濕疹也有一定療效。

綠豆金銀花湯適用濕疹、皮膚痕癢者、以及糖尿病。夏天常食防中暑。

二十四、番石榴苦瓜飲——材料：土番石榴五個、苦瓜一個。

作法：將番石榴與苦瓜切碎，同入鍋，加水一千毫升，大火轉小火煮二十分鐘，去渣飲湯。每日一至兩次，連服數日。

功效：番石榴有降血糖作用，適用糖尿病初期。

二十五、豬肚湯——材料：豬肚一個、黃芪十克、人參三克、蓮子二十克。

作法：豬肚洗淨，以水五千毫升，並加入藥材，煮至爛熟，湯至二千毫升，飲用。

功效：適用於糖尿病，日夜飲水無度，小便次數多，身體消瘦虛弱者。豬肚中含胃泌素能促進胰膽素、胰高血糖素的釋放。

二十六、蘆薈柴魚片湯——材料：新鮮蘆薈三至四片、柴魚片十克。

作法：蘆薈洗淨，用刀劃數道痕，用刀背拍碎，與柴魚片一起放入鍋內，加少許鹽及適量冷水，燉熟，喝湯吃蘆薈。

功效：適用於糖尿病所引起的精神不安、耳鳴、易怒，兼有便秘傾向者。蘆薈本身具有胰島素的作用，調節血糖代謝。

二十七、綠豆金銀花湯——材料：綠豆一百克、金銀花三十克。

作法：將綠豆與金銀花放入砂鍋中，加水一千二百毫升，大火煮開後，轉小火煮三十分鐘，飲用。

功效：適用濕疹、皮膚痕癢者、以及糖尿病。夏天常食防中暑。綠豆含少量的鈣、磷、鐵和胡蘿蔔素、維生素B_1、維生素B_2、煙酸等，對糖尿病伴有水腫者有改善作用。綠豆具有降脂及抗動脈粥樣硬化作用。

這些食譜大部份摘錄自《糖尿病人輕鬆活到80歲》（立得出版社），經過筆者調整。（豐富健康食譜・完）

川貝治好了甲亢（上）

Lily 來信：「吃了您的讀者所介紹的川貝湯，甲亢好起來了！」

「本人今年三十一歲，去年二月發現甲亢，吃了半年西藥後，T3、T4及TSH都正常了。因為想要有BB，所以食藥到今年十四個月後停藥，停藥第一個月T3、T4正常，但TSH較低，只有0.25，自己亦感覺心跳的情況開始復發。此時醫生建議不要再食藥，再多看一個月的情況。

但我之前看過你的文章，知道飲川貝湯有助甲狀腺，就試試看看。神奇的事就此出現，喝了約兩星期湯，T3、T4及TSH都正常了。醫生說可懷孕，只須一邊繼續觀察情況。現已喝了差不多兩個月，除了數字上的轉變，感覺亦十分良好，心跳加速的情況正常，心境也平靜。想與你或讀者分享。

最後，想請問我如真的懷孕時可繼續喝此湯嗎？什麼時候可停喝？」

答：「恭喜您，很替您開心！川貝食療只要適合你的身體就應該繼續，至於要

「我之前看過你的文章，知道飲川貝湯有助甲狀腺，就試試看看。神奇的事就此出現，喝了約兩星期湯，T3、T4及TSH都正常了。醫生說可懷孕，只須一邊繼續觀察情況。」

吃多久，要配合平時的生活，如果把適當運動、健康飲食和正面思維融合在生活中，對甲狀腺也有正面的幫助。

如果連續超過四個月都保持正常，可以試試慢慢減少，譬如隔一天、隔兩天到一個星期喝一到兩次，但小心觀察身體反應。可以再介紹一下詳情嗎？」

川貝治好了甲亢（下）

Lily來信繼續。

「第一個月發現是超高，T3：18，T4：46但TSH則是零。吃了西藥第二個月（每日三次，每次三粒）T3、T4已正常，但TSH仍是零。到第五至六個月後TSH才回復正常，正常後每日三次，每次一粒。一直吃西藥至十四個月，最後四個月是每日二次每次一粒。

第十四個月停藥，沒有其他特別病癥，但心跳不穩定，驗血T3、T4正常，但TSH偏底，所以開始飲川貝湯，喝了兩個星期左右心跳已經改善。再過一星期後，驗血TSH已正常。

本人不太喜歡吃豬肉，所以煲了幾次川貝加瘦肉後改為川貝加無花果。希望可給素食者一個選擇。

希望這些資料能幫助其他讀者。最後，真的非常感激你的食療！」

很感謝Lily，每一次有讀者分享服用食療的經驗都幫助了更多有需要的人，更多人的健康甚至生命都因為您的一個善念而有不同的命運，如果您相信報應，這也是為自己種福田。我常說寫信來分享經驗的讀者是天使，這是真的，上帝只有一位，但每一個人都可以成為救人於難的天使。

二零一四年我的文章再次結集成兩本書，「萬里機構」的一本焦點放在改善腦退化、兒童自閉症和多動症的食療實戰記錄，「青森出版社」的一本是布緯食療實戰的延續，也有現代都市病，譬如夜班人的食療方法等等。同年的書展，香港貿發局安排了一個超過三百人的讀者見面會，報名開始後才幾天已經爆滿，很高興與大家有一個當面互動的機會。

本人不太喜歡吃豬肉，所以煲了幾次川貝加瘦肉後改為川貝加無花果。希望可給素食者一個選擇。

減壓安眠好介紹

有讀者問怎樣可以有效緩解「心亂跳」，即心律不齊的徵狀。有的，因壓力引起的心律不齊屬自律神經失衡，關於這個問題我曾經寫過不少文章，詳情可以參考我的書。

「食療主義」有一種營養品來自植物冬櫻花，俗稱印度人參，被公認為擁有顯著的抗氧化能力及增強免疫力的功能。我曾講過，西藥中沒有任何藥物可以恢復免疫系統的健康，只可以高了打一下，低了扶一下，西藥同樣沒有天然藥物可以調整自律神經失衡，只有與荷爾蒙有關的藥物。

但我也曾報道過，世上沒有一種荷爾蒙藥物可讓人自然調整內分泌，只可以人工增加或者遏制，且與類固醇一樣，長期服用可能有生命危險。相反自然界有不少有效的植物，冬櫻花明顯是其中的佼佼者。

冬櫻花的功效我很有資格分享，因為我與家人都在每天服用，是針對壓力引起

「食療主義」有一種營養品來自植物冬櫻花，俗稱印度人參，被公認為擁有顯著的抗氧化能力及增強免疫力的功能。

的「心亂跳」或難以入眠，以及壓力開始後，整個腦袋好像一個裝滿了熱水的塑膠袋，快要崩裂的感覺。用冬櫻花減壓和誘導睡眠，在東方和西方都屬於傳統方法，特別在印度，已有幾千年的經驗和歷史。

印度人參內含生物鹼、甾類內酯、南非醉茄內酯和鐵，生物鹼有鎮靜止痛、降血壓的功能，醉茄內酯有消炎作用，可以抑制癌細胞生長，還可用於慢性發炎如狼瘡及風濕性關接炎、減少白帶、提高性功能等等，還有助於慢性疾病的康復，對慢性疲勞症侯群有顯著作用。請諮詢「食療主義」（電話：2690 3128）。（上）

幫助入睡的食療

壓力令人無法集中精神、無法控制情緒、無法入眠、無法正常生活及工作、記憶力衰退、身體健康惡化。

無法入睡最可怕，一個人連續幾天失眠就會有幻覺，然後有可能幻聽，再下去便有可能發生悲劇。有位紅歌星自殺前連續多天無法入眠，然後有幻聽，其實這時如果可以紓緩自律神經就自然有睡意，只要睡一個好覺，世界便會重新回復正常。

這幾天又發生一宗社會悲劇，一個才十幾歲的中學生為了學業壓力自殺，十幾歲只是個大孩子，不要輕視孩子的壓力，特別是當孩子已連續多天沒睡好覺。家長通常忽視孩子長期晚睡、不睡的問題，以為這現象很正常，其實有潛在危險。

如果有連續失眠問題，建議去「食療主義」做一個生物共振能量平衡，有位作家朋友在三十個小時中只睡了五個小時，做了能量平衡才一次，當晚已可連續睡六個小時。上文介紹「食療主義」的印度人參，有紓緩神經和幫助睡眠的良好功效，這種天然植物的提取物，早就是市面天然助眠產品的主要成份。印度人參可以一天吃四粒，飯後吃，但建議從一粒開始，先觀察身體反應。平時常飲菊花也有紓緩神經的作用，不要買已製成商品的菊花茶，大部份甜飲品中的糖會令健康惡化。

印度人參還對男性功能有滋養作用，目前美國市場上至少有數十種「天然偉哥」產品，其中絕大多數含有印度出口的印度人參，不過還需要加上另外的營養品。提醒：印度人參不是人參，其實是種漿果。（中）

「食療主義」有一種營養品來自植物冬櫻花，俗稱印度人參，被公認為擁有顯著的抗氧化能力及增強免疫力的功能。

提升免疫力的天然偉哥

瑪卡被當成是「偉哥」代號多年，最重要的功能反而被掩蓋。

國際網站WebMd指引：「瑪卡原產南美安第斯山脈，屬十字花科植物，和蘿蔔同科，根的形態與圓蘿蔔相似，在秘魯當蔬菜種植，有三千年歷史。瑪卡的根人畜都可以食用。傳統來說，瑪卡是吃了不疲勞的食物，活血，用作緩和慢性疲勞症候群，有提升精力、運動表現、記憶力和生殖能力。女性用瑪卡平衡荷爾蒙，可調經，紓緩更年期徵狀。瑪卡還作用於骨質疏鬆、情緒低落、肺病、胃病、白血病、HIV/AIDS、男性功能障礙、性慾低下，同時提升免疫系統。以上都沒有考證。」

瑪卡是南美傳統食物，食物無法申請專利故賣不起錢，正如一切以食物為本的食療一樣，不會有藥廠投資做科學驗證，即使有學者做驗證，也不被主流醫藥承認。

瑪卡可幫助人體荷爾蒙正常分泌，在提升免疫系統基礎上可能有以上效果，我請食療主義同事找來有歐盟驗證的有機瑪卡粉。在寫這篇文前，我服用了兩茶匙瑪

傳統來說，瑪卡是吃了不疲勞的食物，活血，用作緩和慢性疲勞症候群，有提升精力、運動表現、記憶力和生殖能力。

卡粉，加在桑葉茶中服用，同時服用了兩粒前文介紹的印度人參。平時早飯後我會感到疲勞、心亂跳，服用了以上營養品後，這篇文寫到一半已覺心亂跳的徵狀消失了。印度人參與瑪卡都有提升免疫力與抗疲勞效果，可分開吃也可以一起吃。

其實只要持續注重健康，去食療主義做能量平衡全身調整，對男女性都有很大幫助。香港一些藥房從內地進口自稱是「秘魯瑪卡」，其實是雲南種的A貨，當正貨賣得很貴，但不知是否有機，也不知道是否有效。(下)

劃時代的新發明——霧化蜂膠

大部份的第一手知識出於實戰、來自民間，然後被專家發現、整理、形成理論、再提升、推廣。

譬如阿士匹靈，這種現代最普通的藥來自柳樹皮，是民間自古以來發現柳樹皮有消炎的作用，到了納粹時代，一位猶太科學家從柳樹皮中發現含有水楊酸，然後才發明用人工合成的阿士匹靈。

但不是所有的天然藥物都可以變成西藥，譬如蜂膠，人類使用蜂膠已經好幾個世紀，根據歷史記載，蜂膠療法是古今中外共通的民間經驗，有了這個實戰的基礎，現代科學家才發現蜂膠是天然抗生素，可以抗發炎，蜂膠刺激人體免疫系統中的殺手細胞分裂，可以有效對抗腫瘤細胞，對治療支氣管炎、喉頭炎、喉嚨不適、預防流行性感冒有明顯療效，對消滅空氣中的細菌、病毒、黴菌有明顯效果。我開始講蜂膠，起因是發現了一篇美國醫生發表的文章，其中講到蜂膠的一個劃時代用法，不禁大為振奮，原來蜂膠除了製成膠囊服用，還可以化成霧，在空氣中直接殺菌。這位醫生叫Dr. Dietrich Klinghardt, M.D.，是他在二零零八年發表的講話（LIA Conference 2008）。這篇七年前發表的文章如果可以早點發現，可能在前不久流感殺人的季節中幫到不少人。（霧化蜂膠之一）

人類使用蜂膠已經好幾個世紀，根據歷史記載，蜂膠療法是古今中外共通的民間經驗，有了這個實戰的基礎，現代科學家才發現蜂膠是天然抗生素……

霧化蜂膠是細菌殺手

美國的一位名醫發現了蜂膠的一個劃時代用法，但發明這個用法的人不是美國人，是意大利人。

為了更好地瞭解這篇短文中的內容，首先要明白一個身體結構的秘密：人類身體中的細胞只有百分之十是所謂人類細胞，其他竟然是細菌！我們身體中百分之九十是各種各樣的細菌，這些細菌保證我們身體的正常運作，但同時，外界有更多的細菌分分秒秒想突破人體的免疫系統攻入我們的身體，這些敵人存在於食物、水、當然還有在空氣中的霉菌。目前西方最前衛的醫學是預防醫學，預防醫學無法通過傳統醫藥達到目的，只能從大自然的藥櫥中去發掘上帝早就為我們準備好的天然療法，這也是我們的專欄中持續討論的內容。針對細菌的療法是其中一種，這位醫生發表的文章如下（原文英文）。

Dr. Dietrich Klinghardt：「為了有效治療孩子，我們必須採用抗霉菌戰略。

如果你將蜂膠在82.3℃的溫度中霧化，蜂膠會形成一種單原子，這種霧化的蜂膠單原子會在室內殺死每一粒看不見的細菌，這樣家居環境就安全了。

我基本上不用藥物，使用蜂膠擴散器是消滅室內細菌的戰術。一項意大利的科研資料顯示，如果你將蜂膠在82.3℃的溫度中霧化，蜂膠會形成一種單原子，這種霧化的蜂膠單原子會在室內殺死每一粒看不見的細菌，這樣家居環境就安全了。這是一個好得不得了的工具（原文It's a fantastic tool），價錢也不貴，有效地改善了很多孩子的生命質量……」（霧化蜂膠之二）

抗流感防非典

由於我們身體中的細菌比細胞還要多，人體內其實分分秒秒在進行細菌生化戰，我們的責任是幫助好細菌打倒壞細菌，譬如濕疹本身就是腸道中的益生菌勢單力孤，形成惡菌當道的結果。

蜂膠的抗菌力可以在空氣中發揮，消除空氣中的各樣細菌、真菌、病毒等，避免我們長期吸入，這是很重要的綫索，到了明年的流感季節我們手上就多了一個抗流感的有力武器。目前非典又在我們生活中造成威脅，與非典病人曾經一起旅行的人也有可能中招，如果在室內釋放霧化的蜂膠，起碼可以做到減少細菌數目或者打擊細菌傷害力的作用。

減少空氣中的細菌改善呼吸系統方面的病，對哮喘也有改善。我想起從前一位同班同學，我們兒時很友好，他有嚴重的哮喘，這個病影響了他的一生，不是所有的哮喘患者都會一生受影響，但有哮喘的人屬於敏感性體質，幼兒時代有濕疹的孩子，念書以後很容易得哮喘。支氣管炎、鼻敏感、鼻竇炎都可以幾十年都無法痊癒，霧化的蜂膠可以進入呼吸系統直接殺滅生存在黏膜上的細菌。

「食療主義」做了幾個月的打聽，終於和意大利公司聯繫上，把這個劃時代的發明從意大利運到香港來，同事各人先輪流試用，試用後的結果都一致好評。我細細端詳這個造型像只大蜜蜂的蜂膠擴散器，除了覺得很可愛，也開始深一層去瞭解「蜂膠擴散」到底是怎麼一回事。（霧化蜂膠之三）

支氣管炎、鼻敏感、鼻竇炎都可以幾十年都無法痊癒，霧化的蜂膠可以進入呼吸系統直接殺滅生存在黏膜上的細菌。

蜂膠擴散器放在床邊

蜂膠擴散器有幾個不同的規格大小，有的外形像只蜜蜂，有的像一座火山，有的內置負離子和風扇，有的沒有風扇。

我比較喜歡沒有內置風扇的，因為當夜深人靜又沒有開冷氣的時候，會隱隱聽見風扇的聲音，但開了冷氣以後就聽不見了。負離子有加強淨化空氣的作用，包括可以把空氣中的煙和灰塵迫降到地上。擴散器噴出的霧化蜂膠可以覆蓋一個二百五十平方呎的房間，有內置風扇的可以覆蓋六百平方呎。

根據資料，這個意大利產品的安全測試與功效數據已經被當地官方健康部門認可，其中一個被確認的實驗是在一家小學的課室裏做的，課室裏置了擴散器，連續將霧化的蜂膠擴散三天以後，室內空氣被驗出已減少超過百分之七十的細菌。擴散器本身可以連續二十小時/七天不停工作，不用加水。用在擴散器上的蜂膠像一粒維他命膠囊大小，可以連續使用一百二十二小時，空氣中霧化蜂膠的味道有點蜂蜜

擴散器噴出的霧化蜂膠可以覆蓋一個二百五十平方呎的房間，有內置風扇的可以覆蓋六百平方呎。

的香和甜。

蜂膠有兩種選擇，一種是有機純蜂膠，另外一種含有百分之九十五蜂膠，加上百分之五草本植物 Boswellia Serrata，即乳香，古時候印度已經廣泛將乳香用於香薰，用作鬆弛神經，特別有抗呼吸道發炎的功用。由於我自己有慢性氣管炎的老毛病，近年來更經常乾咳，我便選用這種乳香蜂膠。根據擴散器的推薦用法，我在臨睡前放在睡房裏比較近床的地方，當然插頭必須離床遠一點，必要時可以用延長綫，但電綫不要通過床底。（霧化蜂膠之四）

蜂膠殺滅車中細菌

吸進霧化蜂膠後，如果本來就有乾咳的毛病，譬如我自己，可能會引起一點咳嗽，但沒有多久後就停止，當然離開康復還需要一段時間。

擴散器可以放在孩子和嬰兒的臥室，消除空氣中的霉菌，高度淨化空氣。可以放在辦公室，香港的辦公室非常擁擠，很應該使用蜂膠擴散器淨化空氣，遇到有同事感冒也大大減少交叉傳染。

也適合擁擠的寵物店，減少寵物感染病毒。

好消息是可以放在車內，使用點煙的插頭做電源，特別適合計程車，香港的計程車一年四季都需要關窗開空調，每天進進出出不知道多少乘客，霧化蜂膠的擴散可以消除乘客帶來的細菌、消除帶着感冒上班的司機帶來的細菌，在感冒季節時，減少公共運輸帶來的交叉感染。同時，霧化蜂膠的擴散也有效消除汽車死氣帶來的化學污染，這項效果已經被實驗室證實（Laboratory of the Chamber of Commerce of Turin）。米蘭的一家幼兒園（Associazione Casa Materna of Milan）發現，在孩子們睡覺的地方使用蜂膠擴散器後，孩子的上課出席率增加62.1%。（霧化蜂膠之五）

扁桃腺炎反覆發作

意大利是蜂膠擴散療法的發明地，以下是米蘭教授Prof. Luciano Pecchiai的個人分享。

「我曾經把蜂膠霧化療法應用在二百個呼吸系統病人身上，包括急性和慢性鼻敏感、鼻竇炎、支氣管炎、哮喘，每一位病人的症狀都有改善，也改善了病人的發燒。對扁桃腺炎反覆發作的孩子改善效果最好。」

另外一位意大利博士分享他的經驗（Prof. Matteo Bevilacqua — Padua）：「霧化蜂膠通過呼吸道直接接觸黏附在黏膜上的細菌，包括鼻子、鼻腔、口腔、氣管、肺部，適合預防性治療，以及急性的、慢性的長期病人，改善鼻敏感、鼻竇炎、扁桃腺炎、急性咽喉炎、反覆發作的咽喉炎、支氣管炎、哮喘。擴散器中的負離子進一步加強了蜂膠霧化的治療作用。」

我本來患有鼻敏感也有鼻竇炎，早上起來不停打噴嚏、流鼻涕，後來每天早

霧化後的蜂膠擴散可以通過呼吸直接進到鼻腔，把黏膜上的細菌直接消滅，這是一個新的武器，但需要時間。

上行山、做生物共振後，鼻敏感已經基本痊癒，但鼻竇炎很難好，症狀是長期鼻水倒流，看醫生、吃藥，一點用都沒有。鼻竇炎就是鼻腔發炎，細菌牢牢黏附在鼻腔黏膜上，沒有辦法對付，霧化後的蜂膠擴散 可以通過呼吸直接進到鼻腔，把黏膜上的細菌直接消滅，這是一個新的武器，但需要時間。好消息是一粒純蜂膠港幣三十五元可以用一百二十二個小時，成本不算高，有需要可以諮詢「食療主義」，他們還有這家公司的蜂膠咳嗽糖漿、蜂膠噴喉、噴鼻或單純服食的蜂膠營養補充品，其中還分有含酒精和沒有酒精。市面上的蜂膠產品其實含量很少，從瓶子後的標籤可以分別出來。（霧化蜂膠．完）

（「食療主義」聯繫電話：佐敦道德成街2690 3128，中環威靈頓街的店叫「能量主義」9221 5033）

軀殼中的蠻荒世界

又踏進感冒季節，很多人惹上感冒，包括我自己，感冒開始時沒放在心上，還去了歐洲十天，結果足足拖了兩個月，非常難受。得了感冒就要注意休息和飲食，除此以外並沒有太多辦法，否則就會像我的情況，感冒愈拖愈長。

如果感冒時發燒，大部份人會馬上服用退燒藥，這未必是最好的方法，身體應對病毒或細菌入侵有一套機制，例如發燒，這是身體啟動免疫系統阻止細菌入侵的反應，細菌不耐高溫，發燒使細菌無法存活，但人體免疫系統卻可以在體溫升高的情況下維持正常運作，這特點凸顯大自然的精妙安排。如果發燒時服用退燒藥物，身體自療機制的運作會立即被打斷，這樣就便宜了病菌，病菌從中獲得進一步繁殖和壯大機會。

沒有一種抗生素可有效殺掉感冒菌，科技再進步，身體中的細菌世界都永遠停留在蠻荒狀態，人類出現至今，從進化角度看大約經歷了三千代，這進化速度比起

當抗生素經常無效時，人類又從蠻荒世界找回來一樣病菌剋星——蒜頭！

細菌猶如龜兔賽跑，大部份細菌只需一星期就可以完成三千代進化！

抗生素是人在實驗室用化學方法做出來的死東西，只可針對性打擊某種特定的細菌，但細菌一星期便可換代三千次，想針對都找不到對象，這也是抗生素經常無效的原因，人類是生物進化賽道上的落後烏龜。當抗生素經常無效時，人類又從蠻荒世界找回來一樣病菌剋星——蒜頭！大笨象剋老虎，老虎剋貓，貓剋老鼠，老鼠剋大笨象，好像小時候玩獸旗。大自然本來就是一物剋一物。（上）

如果人類不是有性繁殖

病毒感染在西方是排名第五的致死因素，病毒已多次在人類歷史上造成大量死亡：瘟疫、猩紅熱、天花、肺結核、甚至腹瀉。

病毒的換代非常快，人類的基因與發明的藥物都無法抵抗病毒，幸好人類的繁殖是通過性交，這是造物主為我們暗藏的抗衡病毒秘密，如果人類是無性繁殖，則每個人等於是複製人，攜帶完全一樣的基因，有同一種免疫缺陷，病菌便可以一舉消滅全人類。

有性繁殖使不同人攜帶不同基因的有了混合的機會，基因多樣化是確保人類在進化鏈上不被病毒和細菌殲滅的關鍵。換句話說，基因多樣化令我們的免疫系統加強，但習慣性的吃藥則令免疫系統減弱。上文說，如果發燒時服用退燒藥物，身體自療機制的運作會立即被打斷，病菌從中獲得進一步繁殖和壯大的機會。

另一個與病菌相關的例子是貧血，不要隨便補充含鐵元素的營養品，因為鐵元素是病菌的最愛，當身體有各類炎症時，身體甚至會自動排除多餘的鐵，讓病菌斷糧，所以大部份補品只可以在身體沒有炎症的時候服用，如果以為貧血便盲目補充鐵等於助紂為虐，令身體自發的保衛戰功虧一簣。

身體有炎症應該服用甚麼食療？譬如慢性膽囊炎、支氣管炎等，都是都市人常有的病，纏綿多年都無法好，年紀愈大愈嚴重。（中）

有性繁殖使不同人攜帶不同基因有了混合的機會，基因多樣化是確保人類在進化鏈上不被病毒和細菌殲滅的關鍵。換句話說，基因多樣化令我們的免疫系統加強，但習慣性的吃藥則令免疫系統減弱。

慢性炎症的食療

慢性發炎令機體衰退，也是糖尿病與腫瘤的成因，我經常推薦的益生菌、蒜頭水等都不是補品，而是幫助強化免疫系統的有效食物。電磁波污染打擊免疫系統、為病菌助紂為虐、使炎症永遠不會復元，絕對不可以對電磁波掉以輕心。

用抗生素只會在體內培養超級病菌，待細胞產生耐藥性便怎樣打針吃藥也沒用了。身體長期有慢性炎症還會引起血管有關疾病，譬如心臟病，這是引用《美國心臟病學院雜誌》（Journal of the American College of Cardiology）二零零六年七月的文章。

當人總是感到疲倦，如果沒有電磁波污染，沒有重金屬中毒這類問題，便要自我檢查一下有沒有各種各樣的慢性發炎，如果有，要特別注意補充輔酶3（CO-Q10），為心臟增加營養，同時要注意補充奧米加3，奧米加3來自磷蝦油和冷榨亞

如果有各種各樣的慢性發炎，要特別注意補充輔酶3（CO-Q10），為心臟增加營養，同時要注意補充奧米加3，奧米加3來自磷蝦油和冷榨亞麻籽油。

麻籽油。

除了CO-Q10，建議身體有慢性炎症的人用以下食療：每天早餐後服用兩粒磷蝦油，如果是素食者則服用冷榨亞麻籽油。二零零三年希臘醫院「General Hospital of Nikea」找來七十六個患者，分別有高血脂和高炎症指數，各自服用三個月冷榨亞麻籽油，每天服用十五克（約一湯匙），三個月後所有患者的炎症指數與血脂指數都明顯下降。（原文見雜誌《Atherosclerosis》）。

也有文章顯示磷蝦油的效果比亞麻籽油更好，每人可以按照自己的情況作出選擇。同時服用益生菌、蒜頭水，為身體打底。最好去「食療主義」做一個食物測試，為自己度身訂做一套食療。（下）

鄭重介紹有機蒜頭水

蒜頭汁是很重要的改善健康食療，缺點是太辣、太臭，每天服用比較不易，我們在瑞典時，找來一種用德國民間秘方去掉辣味、及大部份臭味的有機蒜頭水，把這個問題解決了，看來，這個原來是德國的古方已蟬過別枝鳴。

蒜頭是益生菌食物，此外還有甚麼用嗎？以下是一位用家的實戰分享：「飲用有機蒜頭水至今已兩個月，不但皮膚敏感、食物敏感及腸胃問題得到很大改善，連精神也變好了。之前用再多的方法，花再多的錢也得不到效果。爸爸在飲用的第二天，血糖已回復正常水平，一星期後他的腿已開始有力上下樓梯，即使坐下起立都沒問題，困擾他多年的糖尿病就這樣得到出乎意料的改善。

大兒子本來也有食物敏感及消化問題，他跟我同時飲用，兩個月後，即使吃了敏感的食物，便秘的情況也不再，學習事半功倍，勇於嘗試新事物，表現自信，不再像以前那樣一遇不愉快的事就哭哭啼啼。我認為這跟他飲用有機蒜頭水有很大的關係。

在飲用有機蒜頭水一個多月後，發現小兒子能定下來學習，專注力改善，甚至可以對別人的問題作出適當的回應。陸續聽到分別三間學校的老師及游泳教練對他的好評，心中有種說不出的喜悅及感動。

小兒子從一歲多開始，我已發現他跟同年齡的小孩不一樣，最讓我懊惱的是，他從來沒有停下來的時間，影響了他在學校的表現。曾試過戒口及補充營養劑等多種方式，效果都不太顯著。在飲用有機蒜頭水一個多月後，發現他能定下來學習，專注力改善，甚至可以對別人的問題作出適當的回應。陸續聽到分別三間學校的老師及游泳教練對他的好評，心中有種說不出的喜悅及感動。」

蒜頭水加益生菌 明顯改善健康

蒜頭水加上益生菌對改善自閉症、多動症和讀書障礙症有幫助，這點我去年已報道過。

蒜頭水加上益生菌，對鼻敏感、哮喘、皮膚病、癌症、心腦血管堵塞、腸漏症（經常拉肚子）、以及所有想健康的人都確定有幫助，加上磷蝦油、亞麻籽油效果更顯著。在「食療主義」沒有發現蒜頭水之前，大部份人都無法每天服用蒜頭水，因為它的辣和臭味而無法接受，讓孩子每天吃這種東西也實在難為了他們。

「瑞典有機蒜頭水」利用一歐洲古方解決了這個問題，本來胃不好的人，服用自製蒜頭水可能會加重胃痛，但服用「瑞典有機蒜頭水」便沒有問題了。自古以來，蒜頭都是抗菌的重要手段，後來發明抗生素，殺了細菌，也大量殺害腸中的益生菌，腸是人體最大的免疫系統，腸的健康需要益生菌維持，把益生菌趕盡殺絕，人就有了以上各種各樣的病，然後超級細菌出現了，連抗生素也無法招架，於是又把蒜頭請回來。

但服用蒜頭過量會影響維生素B的吸收，會引起眼睛與口腔黏膜發炎。服用有機蒜頭水，每天早、晚空腹一湯匙加溫水，二十分鐘後才吃飯，如果是飯後服用，還是會引起脹氣、蒜味等問題。蒜頭水加上益生菌也是對付念珠菌的高手，當免疫系統低下、壓力、飲食雜亂無章，體內環境成為酸性時，念珠菌就成災了。寒性感冒引起喉嚨發炎、咳嗽、有痰時，蒜頭水有緩解作用；每天服用蒜頭水加上益生菌有效預防感冒。

大蒜加上益生菌，對鼻敏感、哮喘、皮膚病、癌症、心腦血管堵塞、腸漏症（經常拉肚子），所有想健康的人都確定有幫助。

流感季節須注意事項

人體中最脆弱的部位是暴露在外的區域：眼睛、嘴巴、耳朵、鼻子和生殖器，因為外來的入侵者（病毒、細菌、微生物等）總是通過這些通道進入人體。

在流感高峰期的季節，只要佩戴口罩（遮掩口鼻）、不要用手揉眼睛或挖鼻孔（任何時候都應該避免）、勤洗手就可以大大減少病毒入侵的機會。

當有入侵者接觸到這些脆弱的部位時，它們最迫切尋找的一樣東西是鐵，各種入侵者都需要依賴鐵元素以維持生存。在一個健康的成年人體內，大約有三至四克的鐵元素，它們主要存在於血液中。

人體構造十分奇妙的是，口、鼻、眼、耳、生殖器這些最脆弱的部位，被設計成鐵元素的「禁飛區」：口水、鼻涕、淚水，以及這些部位的任何黏液都含有一種蛋白質，它像膠水一樣能夠鎖定「禁飛區」的鐵分子，確保入侵的細菌或病毒無法利用它們。

只要佩戴口罩（遮掩口鼻）、不要用手揉眼睛或挖鼻孔（任何時候都應該避免）、勤洗手就可以大大減少病毒入侵的機會。

當人生病時，例如癌症，免疫系統便會啟動緊急應對措施，展開反擊戰，同時血液中的鐵元素會儘可能地被藏起來，不但防止被入侵者利用，連身體自身的血細胞也無法獲得。所以癌症病患可能會出現貧血，很多慢性病患者也伴隨有貧血的情況。

旅行時，如果從較濕潤的地方到達較乾燥的地區，原本濕潤的鼻孔立刻會變得很乾燥，此時更容易惹上傷風感冒，因為當鼻內的黏液減少時，身體抵禦外來入侵的能力便會降低。飛機或者長途大巴內，因為空氣十分乾燥，空氣流通性也差，令身體的免疫力降低，如果乘客中有人咳嗽或打噴嚏，避免被傳染的最好方法就是馬上戴口罩，多喝水。

黑色的婚紗

最近社會上發生了一樁悲劇，一個年輕女孩子在結婚前一天突然病危，第二天已經失救。

不幸的女孩子患了天皰瘡，我的專欄曾連續講免疫系統的問題，天皰瘡也是免疫系統出了事。報道的大意如下：「女孩子是一位專業人士，在結婚前一天被驗出肝酵素水準嚴重超標，要緊急入院，病情瞬間急轉直下，出現多個功能器官，包括肝、腎及心臟衰竭，第二天傍晚不治。女孩子在三個月前患上嚴重皮膚病『天皰瘡』，醫生懷疑她長期服用類固醇，以致免疫系統減弱而感染惡菌。女孩子也曾服用中藥治療天皰瘡。」

免疫系統出問題來自經年的長期壓力，女孩子很年輕，壓力來自甚麼地方？經歷了多長時間？難道完全沒有辦法補救？

報道繼續：「女孩子十六歲來港，初時功課追不上，發奮努力後連續取得優異

免疫系統出問題來自經年的長期壓力，女孩子很年輕，壓力來自甚麼地方？經歷了多長時間？難道完全沒有辦法補救？

成績，此後一直積極上進，學業和工作成就都屬上品。準備結婚三個月前突患上天皰瘡，全身皮膚長滿紅疹和水泡，醫生處方類固醇等藥物給她服食，並定期到皮膚科診所覆診，之後病情大有改善，除舌頭還有瘡泡外，其他紅疹已經消失。

「病情在婚禮前七天開始惡化倒數，女孩子在工作時突然左腹劇痛併發高燒，服過退燒藥及皮膚抗生素後逐漸康復。婚禮前三天，皮膚科診所突然來電，指驗血報告顯示其肝酵素水準高達二千度（正常水準為五十度以下）。」（一）

灰色的醫生長袍

「當晚她立即留醫，以為翌日可以向院方請假出院結婚，不料病情突然急轉直下，第二天的肝酵素水準升至一萬三千度，出現多個功能器官衰竭，肝臟因積聚太多毒素致肝昏迷，並有腎衰竭、心臟衰竭、腸胃問題、血小板及白血球偏低等病症，已非換肝可以續命。」

從這篇報道分析，可以看到女孩子性格的一個大致輪廓，她認真、拼搏，是一位完美主義者。她在十六歲時壓力已經開始，第一個壓力：換了新環境、新學校、新同伴，必須加速適應。第二個壓力：她明白到只有知識才可以給自己一個前途，所以必須追上學業。學校生活圓滿結束，她用同樣的自我高要求迎接職業上的挑戰，就這樣寸土不讓地奮鬥了整整十三年，面對十三年的高壓力。

又試試從這份報道分析女孩子十三年來的健康狀況：「女孩子在三個月前患上嚴重皮膚病『天皰瘡』，醫生懷疑她長期服用類固醇致免疫系統減弱感染惡菌。女孩子也曾服用中藥治療天皰瘡。」

這長期指有多長時間？醫生連續開了多長時間的類固醇給病人服用？

報道繼續：「由入院到死亡僅短短兩天，情況不尋常，醫生不排除兩大可能，一是死者因連續三個月服用類固醇醫天皰瘡，令免疫系統抵抗力減低，可能感染不知名病毒致命；另一原因是女孩子曾服中藥治天皰瘡，懷疑出現副作用，院方已通報衛生署追查她服用過的中藥成份。」

類固醇必須通過合格西醫獲得，類固醇面世已經幾十年，難道醫生從來不知道讓病人長期服用會有生命危險？（二）

類固醇必須通過合格西醫獲得，類固醇面世已經幾十年，難道醫生從來不知道讓病人長期服用會有生命危險？

西藥無法令**免疫系統**恢復正常

類固醇只要適當應用，在緊急狀態下很有幫助，可以很快控制病情，譬如皮膚病和皮膚病中最嚴重的天皰瘡，但在大部份情形下只有治標作用，藥效過後病徵仍持續出現，然後醫生又開類固醇。

前文的報道中，「港大肝臟權威盧寵茂醫生表示，使用類固醇對抗天皰瘡無可厚非，但類固醇是一種荷爾蒙的激素，雖然有效抑壓身體炎症及敏感疾病，但亦會帶來副作用，長期服用有可能會出現高血壓及糖尿病，亦會令免疫系統抵抗力減弱，無力對付外來病菌，病菌一旦入侵，可以感染其他器官，嚴重者會死亡。」

那麼醫生除了類固醇，為甚麼不開別的藥？因為可以選擇的藥物很少。免疫系統會因為過高或者過低引起人體生病，過高時免疫系統會攻擊健康細胞，天皰瘡就是例子；過低時會引起器官衰竭，女孩子的情況先是免疫系統過高（精神壓力引起），攻擊健康細胞，在長期服用抑制劑後（類固醇是抑制劑），又使到免疫系統過

西藥沒辦法令免疫系統恢復正常，只可以高的時候打一下，低的時候又扶一下，最「理想」的時候，是把免疫系統機能降到中間用藥養起，但就要一輩子吃藥，大概永遠不可能康復。

低，於是「病情突然急轉直下……出現多個功能器官衰竭，肝臟因積聚太多毒素致肝昏迷，並有腎衰竭、心臟衰竭、腸胃問題、血小板及白血球偏低等病症……」

西藥沒辦法令免疫系統恢復正常，只可以高的時候打一下，低的時候又扶一下，最「理想」的時候，是把免疫系統機能降到中間用藥養起，但就要一輩子吃藥，大概永遠不可能康復。這是主流醫學要求現代人類面對的健康選擇。（三）

「心亂跳」了半輩子

專家指出，由於類固醇有利有弊，病人使用前最好明白其風險。

這個指引非常重要，做病人的不應該主動要求醫生開類固醇，但做醫生的更應該謹記操守，不要濫開類固醇，畢竟普通人根本沒有可能買到類固醇，醫生如果不開藥，病人哪來的渠道？在這個問題上，醫生的責任更大。

壓力引起大部份的病，有些比較輕，有些比較重，但工作與生活的壓力是不可避免的，如果有完美主義的性格，給自己的壓力就更大。我自己屬於這種性格，每天又非常忙，我搞養生，其實開始是為了養好自己。我二十三歲就發現心經常會亂跳，那時候還叫不出「心律不齊」這名稱，去看心臟專科醫生，醫生用電线把我和一輛單車連接上叫我使勁踩，然後他看了半天心電圖，說不是心臟病，我問他為甚麼叫「心會亂跳」。他解釋，是我承擔的責任與我的年紀不相符，但指出這是現代社會的趨向。

那時候我在TVB做一個小小編導，哪來甚麼太大的責任？其實還是性格造成的壓力。醫生沒有開藥，我的性格繼續跟着我，也就繼續「心亂跳」了半輩子，潛意識總是以為有大病，終於為解開「心亂跳」的密碼和找到解藥，不知不覺在養生這條路上愈走愈遠，也愈走愈明白。（四）

壓力引起大部份的病，有些比較輕，有些比較重，但工作與生活的壓力是不可避免的，如果有完美主義的性格，給自己的壓力就更大。

連度假都是壓力

其實在TVB之前，當我還在英國唸書時已發現心會經常亂跳，通常發生在吃飽之後，多年來沒有醫生可以解釋這現象，現在都明白了，密碼就是經常性的心理壓力，造成自律神經失去平衡。

我在之前的文章說過，所謂自律神經就是管休息和消化的神經，一個人精神總是繃緊，便會壓住了自律神經，自律神經也管心臟，心臟就開始亂跳；這樣籠統說法，簡化了壓力在身體中造成的複雜的生化變化，使大家容易明白。

為甚麼唸書也有壓力？根據統計，人生中遇到很多大事都會產生壓力，其中包括結婚、升學、搬家、喪偶，甚至連度假都可以是壓力。上述各樣，以喪偶的壓力指數最高，可以達到一百點；失業，包括自己主動放棄職業，排第四位；結婚居然排前五名內；然後是搬家和重病。

這幾天我們在討論一宗悲劇，一位年輕女孩子二十九歲便病逝，從十六歲開

現在都明白了，密碼就是經常性的心理壓力，造成自律神經失去平衡。

始，她經歷了家居遷移、升學、職業上的壓力，終於在去世前三個月，得了來自免疫系統失衡的重病，當時在她生活中出了一件大事——準備三個月後結婚，而結婚屬於人生壓力頭五名之一，當然，這壓力不是最後一根稻草，最後令這位不幸女孩失救的原因，按照專家的話，有可能是醫生連續讓她服用了三個月的類固醇。

壓力是不可避免的，可以正面面對壓力，婚姻更是人生最幸福的一刻，要快樂地擁抱，但要注意壓力、承認壓力，更不要等到被壓力壓倒了才注意身體健康和心靈健康。（五）

如果我得了重病

不要等到重病時才想到要增強免疫力，但這樣的情況其實不斷發生，我經常收到讀者來信描述親人在醫院的痛苦，希望我介紹食療救命。在最後一刻還能救命的只有神仙，接到這樣的信，我自己的煩惱與痛苦大概沒有人能體會。

假設這樣的事發生在我身上：我長期生活在壓力下，但不懂得減壓，也不注意飲食健康，及有規律的生活習慣，終於得了重病，醫生要我服用類固醇、抗生素，暫時不需要入院，我應該怎麼辦？

由於我從來不注意健康，所以對健康知識的瞭解等於零，如果醫生說我不服用類固醇、抗生素會有生命危險，我會聽從醫生的話服用，令徵狀暫時得到控制，但我也會立即開始服用食療，食療將會以布緯食療為骨幹，布緯食療是恢復免疫系統健康的高手，對免疫系統作雙向調節，不會加強，也不會抑制。

如果醫生告訴我可能有生命危險，我會放下工作起碼四個月。在三到四個月中，細胞會換代，也就是說原來的細胞會死光，新的細胞會生長出來，如果我持續注意健康，每一代的細胞將會比上一代健康，這樣就達到了免疫系統再生的目的。

除了布緯食療外，還必須吃適當的食物。布緯食療能改善血液健康，同時也必須保持腸道健康，這樣我就需要益生菌和蒜頭水。我也需要每天散步，早晚一小時，加起來大概行一萬步。當然，我會立即行動推行以上的計劃，身體中的生化大戰分秒不停，戰果需要我果斷的行動才能向積極的方向推進。（完）

如果醫生告訴我可能有生命危險，我會放下工作起碼四個月。在三到四個月中，細胞會換代，也就是說原來的細胞會死光，新的細胞會生長出來……

咖啡店中的紙杯

大約五年前，我家所有的塑膠容器全被老婆送進回收站，只用玻璃、不鏽鋼和陶瓷製品，同時，也小心注意產品的來源地，否則玻璃一樣可能含鉛、不鏽鋼可能是劣質、陶瓷的釉同樣可能含有毒素。

家裏的沐浴液和洗手液換成了簡單的手工皂，化學成份減低了，對水質的污染也小得多，這樣也減少了塑膠瓶。只有洗髮水還是要依賴商品，但也轉而選擇香料較少的天然產品。

廚房中，只有油膩的碗才用少量洗碗劑處理，一般就用溫水和棉布清洗。

我曾做過幾次生物共振測試，很高興地發現身體中沒有化學殘餘，可是前一段時間再測試時，治療師問我：「你最近經常用塑膠杯喝水嗎？」當然沒有，塑膠杯早就被扔了，但治療師竟然在我的體內發現常用於塑膠製品中的①雙酚A。我老婆突然醒悟：「咖啡店中的紙杯算不算？最近去戲院看戲，我老公總是會買一杯熱茶，

只是萬萬沒有想到，幾杯熱茶就足以讓化學品在我的體內留下明顯的痕跡。那麼經常吃杯麵的人豈不是受到雙酚A的污染更嚴重？

熱茶是用紙杯裝的……」

這種紙杯的內壁有一層膜，保護紙杯不會被水浸透，而這層膜的成份與塑膠的成份相似，含有雙酚A。

「熱水會讓紙杯內壁的化學成份分解加倍，還是不要用了。」我知道治療師這句話不是故意嚇我的，這是事實，只是萬萬沒有想到，幾杯熱茶就足以讓化學品在我的體內留下明顯的痕跡。那麼經常吃杯麵的人豈不是受到雙酚A的污染更嚴重？幸虧我已經有很多年不吃杯麵。

現在去戲院看戲，我會自己帶着保溫杯，是麻煩一些，但我不希望雙酚A在我身體中移民落戶，情願用小麻煩及時把大麻煩擋在門外。（一）

①雙酚A：存在於水壺甚至奶瓶、罐頭和紙杯內壁的塑膠等產品中，通過飲食造成感染，尤其影響女性生殖系統。

我體內的紙杯膜

咖啡店中的紙杯內膜含雙酚A，我總共一個月才用這種紙杯喝幾杯熱茶，已經被「食療主義」的生物共振治療師在我的身體中測試到了殘餘成份。

人類可能一代比一代畸形，因為日用品中的化學物已經成為體液。科學家們是如此擔憂，以至於約二百名來自劍橋大學、加州大學柏克萊分校、INSERM等著名學府及研究機構的專家和教授在二零零六年發表了《關於內分泌紊亂的布拉格聲明》，呼籲各國政府從即日起限制生活中的化學污染物。

一、荷爾蒙受到化學品污染後，有可能數十年之後才表現出疾病，例如在胎兒時期受到污染，但有可能在成年時期才患上癌症。

二、一些化學污染會先進入父母體中，等到胚胎的發育階段或者人類的青春期才破壞內分泌。

三、常見到一些生活產品中含有份量很少的「無害」化學物，事實上，這些物

常見到一些生活產品中含有份量很少的「無害」化學物，事實上，這些物質在互相混合的時候很容易發生協同作用，效果因而疊加或者翻倍。

質在互相混合的時候很容易發生協同作用，效果因而疊加或者翻倍。例如將幾種本身濃度很低，理論上不會引起任何後果的化合物吃到肚子中混合到一起，竟能得到一種具有強烈雌化作用的合成劑。這是男人的噩夢，最容易受影響的是發育中的小男生。（二）

誰能辨我是雌雄

現代的男性越來越陰柔，很多人都以為是時代帶來的新美感，男人化妝、戴首飾、噴香水、服裝中性、言談女性化，但原來在這個「新美感」的後面，潛在有男性一族在地球上最終消失的危險！純陽剛男兒將徹底成為稀有，這是因為環境污染破壞了動物進化。

一份綜合了二百五十份來自世界各地科學研究報告的結果顯示，環境污染對人類和野生動物有着不可估量的影響，首當其衝的是男性，報告的作者是英國科學家格溫尼·里昂。首先出現異象的是魚類，英國低地河域中有半數雄魚睾丸竟然可產卵！日本以及非洲貝寧灣地區的淡水魚中，很多種類都產生了雌化現象。隨之，哺乳動物中也出現性別扭曲現象，阿拉斯加州三分之二的雄性黑尾鹿被發現患有隱睾症，就是睾丸縮進了體內，竟然有三分之二之多。幾乎同時，科學家在北極發現了雌雄同體的北極熊，「陰陽人」、「陰陽熊」，這都是從前小孩子在開玩笑的時候才出現的名堂，現在是「一朝都到眼前來」。

佛羅里達大學的盧·吉勒特教授警告說：「如果我們在野生動物中看到了問題，類似的事情也會發生在人類的男性身上。」科學家再進一步發現，連啤酒也可能是男性的噩夢，愛喝啤酒的肥胖男士可能有被性扭曲的危險。(三)

環境污染對人類和野生動物有着不可估量的影響，首當其衝的是男性……

男性有滅族危險

男性有被滅族的危險，源頭來自藏匿在日常用品中的化學物質，包括加工食品、食品的包裝袋，還有化妝品、兒童爽身粉、傢具、電子產品……。

研究報告顯示，近年來，野生動物和人類接觸到的新化學品超過了十萬種，歐盟委員會承認，其中百分之九十九沒有得到充分監管，百分之八十五甚至沒有在包裝上列明安全資訊，這些化學品干擾激素，破壞內分泌，扭曲性別。

美國有研究顯示，那些懷孕期間接觸生活化學物質的女性，生下的男嬰生殖器短小，或者擁有女性化的生殖器，這些男嬰長大後喜歡玩洋娃娃和過家家，再不喜歡舞刀弄棒、玩點指兵兵。化學污染也影響男女性出生比率，加拿大、意大利、俄羅斯等國家化學污染嚴重，女孩的出生率是男孩的兩倍。美國和日本的性污染狀況也一樣嚴重，有二十五萬女嬰「本該」是男嬰！

我們居住的地球已經被不負責任的「科學發明」破壞，進一步被沒有良心的商

污染的環境對男人影響更大，加工食物中的化學劑和雌性激素令男人女性化，連愛喝酒的肥胖男人也可能被性扭曲。

業行為再踩上一腳；這樣看來，媒體監管比任何時候都重要。污染的環境對男人影響更大，加工食物中的化學劑和雌性激素令男人女性化，連愛喝酒的肥胖男人也可能被性扭曲。根據臨床數據顯示，愛喝酒的男性患乳腺肥大症的機率比常人高百分之十五。一方面，大量的脂肪會製造很多的雌激素；另一方面，肥胖導致的脂肪肝使其不能及時將過多的雌性激素處理掉，因此男人更容易遭遇雌化危機。（四）

惡補化學求活命

生活中的化學污染物還來自以下。

四、溴化阻燃劑：增加布料的防火性能。

五、鄰苯二甲酸酯：增加塑膠的柔軟度。絕對不要加熱含塑膠的製品，譬如膠杯、公仔麵杯、咖啡店中用的紙杯等，如果加熱塑膠製品，尤其通過微波加熱時，化學品會迅速進入水和食品，雙酚A的污染率會增加五十倍。即使只在這種杯子中加進熱開水也一樣會分解出雙酚A。

六、烷基苯酚家族：存在於紡織品、洗髮液等產品中，尤其影響女性生殖系統。

七、鄰苯二甲酸酯家族：存在於化妝品、香水、浴簾、紙尿片、導管等產品中。通過呼吸、接觸和飲食造成感染，尤其影響男性生殖系統。記住：紙尿片可能影響男性嬰兒的生殖系統，可能造成隱睾症，即睾丸縮進去體內。

八、有機氯殺蟲劑：出現在家禽、奶和水中，尤其影響男性生殖系統。

在辦公室工作的人要小心無碳複印紙，就是複印機用的紙，其中含有的多氯聯苯會令胎兒畸形，這種東西還暗藏在感壓紙、塑膠、增塑劑、殺菌劑、油漆、添加劑、潤滑材料、阻燃劑等，甚至用於控制路上的灰塵。

甲狀腺和生殖系統中的荷爾蒙水平受化學品影響最大，是生活化學污染的重災區。

我從來不愛上化學課，想不到臨老學吹打，要惡補化學以求活命。（完）

甲狀腺和生殖系統中的荷爾蒙水平受化學品影響最大，是生活化學污染的重災區。

第五章

未病先防治 老中醫養生

大部份生病現象是人體在調節、清理身體垃圾時所表現的現象，不應該去把它當成病因來消滅。

散步可以幫助安心，心安了，血液運行就暢順，就有治病和預防的作用。

深長的呼吸啟動了副交感神經的自癒作用，由於副交感神經歸大自然之母管，這樣你在無意間便啟動了道家所追求的天人合一的秘密按鈕！

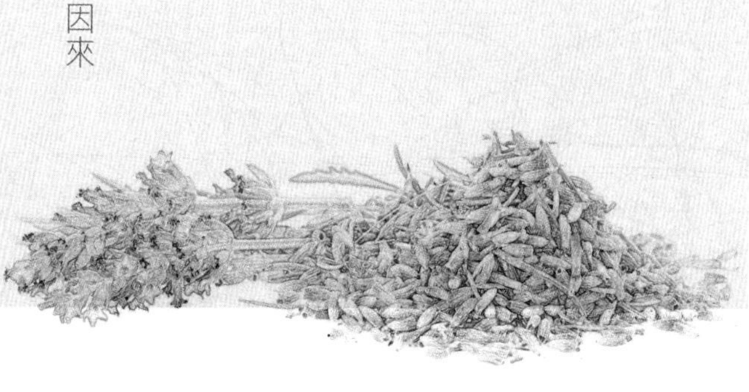

一切藥物都是治標

一位一百十二歲的老中醫，在往生前整理了百條養生秘方，其中有些我們已講過，但從一位有百年治病、養生經驗的老大夫口中再聽一次，是另一番感覺。以下分享其中精華。

一、記住：睡覺是養生第一要素。睡眠時間應該是晚上九時至早上三時，這時間好比一天中的冬季，冬季主藏，冬季不藏，春夏不長，即第二天沒精神。

（**嚴浩按**：過了半夜不睡覺，吃仙丹也沒用。）

二、一切藥物對治病來說都是治標，不是治本，不管是中醫還是西醫，因為一切病都是錯誤的因產生錯誤的果，錯誤的因不除，錯誤的果就不會絕根。健康的根本在心，一切法從心生，心淨則身淨，所以得病了，不要向外求，而是要靠自身的修復系統來修復自己的疾病。其實人和動物一樣，動物的病都是靠自己，人也可以。

（**嚴浩按**：我們強調靠食療修復自癒系統已很接近自然法則，老大夫進一步指

一切藥物對治病來說都是治標，不是治本，不管是中醫還是西醫，因為一切病都是錯誤的因產生錯誤的果，錯誤的因不除，錯誤的果就不會絕根。

出健康的根本在心，更加透徹。這不是唱高調講空話，是出自大夫之口，應該明白乃是如假包換的自然法則。）

三、正確的觀念遠比昂貴的藥物和危險的手術，更能幫助患者消除疾病。有了正確的觀念，你就會有正確的決定，你就會有正確的行為，你就可以預防許多疾病的發生。

（**嚴浩按**：正確的觀點來自知識，譬如希望採用布緯食療的讀者應該先看我的書，再從國際網站中求證，樹立了正確的觀念之後，就會有正確的決定、正確的行為。）（老中醫秘方之一）

病是正常生理現象

續談老中醫養生智慧。

四、人所具有的一切智慧，絕對不是從書本裏學來，而是來自真誠心、清淨心，從定中生出。

（**嚴浩按**：從書本學到的是知識，結合生活經驗、用心反覆走幾遍便發酵成智慧。）

五、人的大部份生病現象是人體在調節、清理身體垃圾時所表現的現象，是人體自動調節平衡所表現出來的狀態，應該把它們當成正常的生理現象，不應該去把它當成病因來消滅。所以當人生病時，一定不要有怨恨嗔恚心，心裏要安定，心定則氣順，氣順則血暢，氣順血暢則百病消。

（**嚴浩按**：也就是説，當身體有病徵，小如咳嗽、香港腳，大如癌症、糖尿病，是免疫系統在試圖調節、清理身體垃圾。要幫身體製造一個健康環境，啟動自癒能

大部份生病現象是人體在調節、清理身體垃圾時所表現的現象，不應該去把它當成病因來消滅。

力，不要把它當成病因來消滅。樹上出現了枯枝，不要去解剖枯枝，先要檢查和測試泥土中的水份和養份，再檢查是否有來自外界的蟲害和污染。）

六、人要想健康不老，就要：一）、減少體內的垃圾；二）、增加血脈經絡的暢通；三）、增加體內的氣血。

（**嚴浩按**：從食療的角度，益生菌清掉腸中的垃圾；布緯食療清血補血增加血脈經絡的暢通；新鮮而適當的飲食、早睡早起、加上適當運動增加血氣。）

七、過度地增加食物不僅不會增加血氣，反而會成為身體中的垃圾負擔，反過來還得靠消耗血氣來把它們清理掉。五臟六腑是一個血氣加工廠，食物是原材料，加工能力是有限的，而食物是無限的，所以食物的數量必須得到控制。

（**嚴浩按**：大部份的病是吃太多，大部份補品只會加重負擔。）（老中醫秘方之二）

違背養生等於衝紅燈

更多精彩分享在這裏。

八、暢通的經絡需要：清淨心。一切七情六欲都會破壞清淨心，從而破壞經絡的正常運行。

（**嚴浩按**：布緯博士強調樂觀、正面思維是治療癌症的關鍵。）

九、與其相信藥物、相信檢查數據，不如相信自己的感覺，相信自己具備足夠的自我調節能力。但這需要在你得道（智慧開了）的前提下，才能分辨這一切。

（**嚴浩按**：定下心，增加健康知識，結合自己的身體狀況思考，學會與自己的身體溝通，相信自己的感覺，相信自己所具足的自我調節能力，為身體提供自癒條件，明白自己的健康最終得自己負責。）

十、健康，從調節心性開始。為了你的健康，你學佛吧。學佛得到的快樂是人生最高的享受。

中醫的最高境界是養生，養生的最高境界是養心。

（**嚴浩按**：一切正信的宗教都幫助我們調節心性，改善健康。）

十一、人違背了養生法則，雖不一定會立即得病，但一旦形成習慣，就會大大增加得病的機會。這就和交通規則一樣，你違背了交通規則，不一定會出事故，但其危險性是顯而易見的。

十二、人必須保持一定的飢餓才對養生有利。

（**嚴浩按**：細胞在飢餓的時候才開始修復自己。）

十三、中醫的最高境界是養生，養生的最高境界是養心。所以，就養生而言，下士養身，中士養氣，上士養心。看一個人也是一樣，觀相不如觀氣，觀氣不如觀心。

十四、人生最忌是個亂字，心亂了，對外可以紊（亂）事，對內可以打擾血氣，使失正常。凡惱怒恐怖喜憂昏疑，都是亂，是為多病短壽的根源，不但養病時不應亂，就算平時亦忌心亂。

十五、大病初癒，切忌理髮、洗足、沐浴。（老中醫秘方之三）

病好之前有好轉反應

大家對一百十二歲老中醫的百年養生實戰很感興趣，之前我分享了其中一些精華，更多的還在後面。

十六、對於一個有宿疾的人來說，只有氣血充足了，病情才會顯現出來。所以練功的人在功夫達到一定水平後，都會出現一些「有病」的現象。這時候要沉住氣，定下心來多做些靜功來增加自己的氣血，以儘快度過這個時期。一是通過這裏所介紹的補充氣血的方法，二是通過散步打通氣機。

（**嚴浩按**：老大夫在這裏指出非常重要的一點，在運用自然方法而逐漸康復的過程中，病情會顯現出來，就是我們一再強調的好轉反應，老大夫在這裏提倡的是通過練功治病，我們提倡的是通過食物與適當的運動、再配合生物共振去改善身體。要注意：我們提倡的食療與中醫的食療不一樣，中醫的食療還是紮根於中藥，大部份用中藥加食物煮成湯水，我們提倡的食療基本上是以食物為主，譬如布緯食

一是通過這裏所介紹的補充氣血的方法，二是通過散步打通氣機。

療是芝士加亞麻籽油。

老大夫所介紹的補充氣血方法是通過調心，在下文會再解釋。至於通過散步打通氣機，與布緯博士強調必須每天散步如出一轍，兩位中外大夫都強調散步，沒有說積極運動，因為過份運動反而會令體質傾向酸性，有些得了癌症的讀者平時不運動，知道自己闖禍以後拼命做運動，是適得其反。每個人一天都應該走路一萬步，如果用慢慢散步的速度需要兩個小時，剛好早晚各散步一小時。太極、氣功等對打通氣機有莫大裨益。

注意，無論採用甚麼方法，都應該在專業醫生指導下進行。）（老中醫秘方之四）

吃出一堆病來

續談老中醫的養生智慧。

十七、人想要健康，必須使體內有足夠的「氣」來「氣化」所吃進的食物。只有這樣，你的體內才不會積累垃圾，不會有多餘食物來釋放游離的「虛火」，損害你體內的臟器。這個「虛火」反過來會損耗你的「氣」；所以，從這意義上來講，現代人生病大多數是飲食不節制的緣故。

（**嚴浩按**：內臟好比一組精密的齒輪，當脾胃這個齒輪動，為了配合其他器官而同時動，當食物比需要的多，內臟要不停的開工，這時就算是鋼鐵造的機器都會發熱，換到身體中，過勞的內臟一樣會發燒發熱，於是就有老中醫所說的狀況，長期飲食不節便有虛火又傷氣。）

十八、其實，許多真正的發現和發明，所需要的不是所謂系統的書本知識；恰恰相反，一個沒有受過任何系統教育，但悟性極高的、具有開放思維的人，他往往

人想要健康，必須使體內有足夠的「氣」來「氣化」所吃進的食物。

能悟到真相。

（**嚴浩按**：在這個互聯網時代，任何人都可以在網上學到有用的養生知識改善健康，做到國家的健康由國家負責，自己的健康自己負責。）

十九、氣以行血，血以補氣，二而為一也。凡人久視則傷血、久臥傷氣、久坐傷肉、久立傷骨、久行傷筋，七情六慾之過則傷元氣、傷心腎。相火旺，真陽耗。

（**嚴浩按**：久看電腦電視傷血，睡太多傷氣，吃腦一族久坐傷肉，肉與脾臟相連，所以吃腦一族的脾胃大部份都比較弱，反過來每天堅持散步則健脾，需要久站的職業傷骨，久行傷筋這一點我最近深有體會，因為太積極行山不注意休息，腳跟又已經痛了一個星期。）（老中醫秘方之五）

健康長壽與心態掛鈎

繼續與讀者分享一百十二歲老中醫的養生心得。

二十、心定神一，受治者信堅心專，兩心相合，可以統治百病，無不神效。

（**嚴浩按**：病人需要信心，信心來自知識，要讓自己多學一點健康知識，有信心以後，心就安定下來，神就集中，頭腦思維因而清晰，於是可以統治百病，無不神效。）

二十一、心神不安，情性躁急，為致病致死之總因。故安心法，為衞生（改善健康）第一要訣。心可以主動一切。心定則氣和，氣和則血順，血順則精足而神旺，精足神旺者，內部抵抗力強，病自除矣。故治病當以攝心為主。

（**嚴浩按**：老大夫在他留下的百條養生實戰錄中，大部份都與訓練心性有關，心好比是一個患有多動症的孩子，浮躁動盪沒有定性，得病之後更加心神不安，情性躁急，對改善健康都無益。按照老大夫的經驗，心安定是改善健康第一要訣。其

信心以後，心就安定下來，神就集中，頭腦思維因而清晰，於是可以統治百病，無不神效。

實中外專家都注意到一個現象，一切正信宗教都可以導人安心，布緯博士也特別強調正面思維是有治療效果的正能量，結交有正能量的朋友是布緯療法中一個至為重要的治療方法。）

二十二、能靜則仁，有仁則壽，有壽是真幸福。

（**嚴浩按**：優秀的中醫理論結合了佛、道、儒的心法，還有氣功、甚至易經的天人合一理論，但現代有這種修養的大師級人物鳳毛麟角。按照修心者的經驗，一個人只要心能安靜下來，心自然柔軟，心柔軟的人不動氣，不起傷害的心，是一片仁心，當心處在這種狀態下，周身氣脈自然不亂，氣血因而經常保持暢通，因而得壽，因而幸福。老大夫憑這個心法健健康康活了一百多歲。

我們無法掌握生命的長度，但我們可以改善生命的質量。）（老中醫秘方之六）

「食腦」的人也容易咳

在這節，老中醫有更多精彩分享。

二十三、一切修身修心法門，只有兩字訣：曰放下、曰回頭。只要一放下，一回頭，病者頓癒，迷者頓覺。此真無量壽者。

（**嚴浩按**：我對放下、回頭的理解，就是病人應該起碼放下煙、酒、肉，但談何容易？不願意放下的患者，說出來的道理比佛祖還大，叫做「要一切隨心隨意」。不久前與一位多年未見的大明星吃飯，她一隻眼睛已看不見，長期消化不良、水腫、腿痛，醫生要把她的盆骨關節換掉……她知道食療可以改善健康，也信奉佛祖，但她更信奉「要一切隨心隨意」，作為老朋友，我除了心痛便甚麼也幫不上。）

二十四、心過勞的人，心疲肝旺，肝木剋土（脾胃），脾胃受病，消化不良，營養不足，夜眠不安。土又剋水（腎），於是腎水大虧，水不足則火（肝火、心火、腎火）更旺，心腎相聯，心氣更弱，肺病即成，內部相互關聯，一動全動，一病全

食腦的人也容易咳，因為心過勞引起腎虛，再影響到肺，從前老電影中的書生動不動就肺癆，這就是原因。

病。所以治病在安其心。

（**嚴浩按**：心過勞的人，譬如「食腦」一族，會心火旺、肝火旺，容易偏頭痛、耳鳴、虛火上升，也影響脾胃，影響睡眠質量，原來失眠與肝和脾胃健康也有關，病源是心過勞。食腦的人也容易咳，因為心過勞引起腎虛，再影響到肺，從前老電影中的書生動不動就肺癆，這就是原因。解決方法：一、每五十分鐘離開書桌五到十分鐘；二、每天吃小米粥；三、服用有四種功能的益生菌；四、服用磷蝦油；五、喝桑葉茶加枸杞子；六、新鮮蔬果；七、隨身帶「迷你We能量」，提升能量，也幫助安眠。）（老中醫秘方之七）

每天走萬步，走到一零九

繼續傳揚老中醫的養生法則。

二十五、散步是息心法，心息則神安，神安則氣足，氣足則血氣流暢，有病袪病，已足可以增長，現在病可袪，未來病可防。又心息則神明，神明則機靈，格外敏捷，料事益遠，遇亂不驚，能一切通達。

（**嚴浩按**：老大夫推崇散步，散步可以幫助安心，心安了，血液運行就暢順，就有治病和預防的作用。如前文所說，布緯療法其中的要點也是每天必須散步，每天應該走一萬步，剛好早晚各一小時。香港的長壽明星胡楓也說，他自己每天最重要的是堅持散步。名影評人秋子，八十多歲仍健康得像中年人，秘訣也是每天散步。）

二十六、人在生病時最忌諱是嗔恚心起。這時候一定要安然順受，讓心安定，然後慢慢調理，健康很快恢復。心安才能氣順，氣順才能除病，否則心急火上，肝

老大夫推崇散步，散步可以幫助安心，心安了，血液運行就暢順，就有治病和預防的作用。

氣受損，加重病情。心神寧一，那渾身的血氣自可健全發揮。

（**嚴浩按**：嗔恚心的意思是不耐煩、怨氣、煩惱、發脾氣，這些負面情緒只會進一步破壞健康，使到「心急火上，肝氣受損，加重病情」。正面思維同樣是布緯食療的要點，態度和心境影響健康，這一點中外醫生見解一致。）

二十七、子時失眠，腎水必虧，心腎相連，水虧則火旺，最易傷神。

（**嚴浩按**：子時即半夜十一點，這時候如果不睡覺，吃仙丹也沒有用，我已經講到嘴皮破。可以早起，不可以晚睡，這是健康的原則。）（老中醫秘方之八）

教你如何不想它

續與你分享老中醫的智慧。

二十八、睡時如有思想，不能安着，切勿在枕上轉側思慮，此最耗神。

靜坐很隨意，……散散盤起兩腿……鬆鬆的就可以了，但不要塌下腦袋，等到發現自己塌下腦袋……順勢重新躺下來便可以入睡。

（**嚴浩按**：如果我睡時有思想睡不着，就會坐起來靠着枕頭靜坐，靜坐是有焦點的思想方法，在枕頭上轉側思慮，或者平時對着空氣發呆，是沒有焦點的腦活動，前者幫我們聚氣，後者消耗我們。

靜坐很隨意，不一定需要像大師打坐一樣雙盤、單盤，散散盤起兩腿已經可以，不要硬挺直脊背，鬆鬆的就可以了，但不要塌下腦袋，等到發現自己塌下腦袋便是已有睡意，這時候順勢重新躺下來便可以入睡。

靜坐開始會有控制不了的腦活動，告訴自己是一片天，天和自己是一體，腦活動只是浮雲，不要去控制浮雲，不要去跟隨浮雲，只讓浮雲自己消失。過程中一再暗示自己是一片天，天和自己是一體，把注意力分一點在呼吸上，注意到呼吸慢慢深了，人化成了一片天，沒有了身體。然後把注意力再分一點到小腹，讓氣往下走，有幫助減慢腦活動。腦活動在開始時如果很狂野，索性微微開眼，在黑暗中不經意地盯着自己鼻尖方向，繼續暗示自己是一片天，待腦活動慢下來後才逐漸閉上眼，重複以上方法。

失眠、睡眠質量不好與飲食、內分泌、電子污染都有關係，「迷你WE能量」、「電磁輻射防禦尺」、「能量塔」都有抗電子污染和助眠的功效，最好還是去「食療主義」

做一個健康測試，為自己度身定做一套改善健康、改善睡眠質量的食療，也用「生物共振儀」為自己做一個能量平衡，加強健康好轉的速度與質量。）（老中醫秘方之九）

一不怕死，二不怕病

■續談一百十二歲老醫師的養生秘訣。

二十九、午時屬心，此時可散步一刻鐘，閉目養神，則心氣強。

（**嚴浩按**：午時是中午十一點到一點，吃過飯散步十五分鐘，然後閉目養神片刻，對心臟的健康很有幫助。）

三十、人生一切事業，皆以精神為根本，而精神之衰旺強弱，全賴心神之靜定不亂，一個亂字，足以妨礙一切工作。

（**嚴浩按**：這裏說的心是心神，不同上文的器官，但心神也會影響器官的健康，

養病治病不可求速。因性急助火，火旺損氣，反而不美。

心神定而不亂，則血液運行暢順。）

三十一、養病治病不可求速。因性急助火，火旺損氣，反而不美。另不可貪多，貪則無恒而性急，況百病由貪而起，不可再貪以重增病苦也。

（**嚴浩按**：病去如抽絲，細胞需要時間排毒，需要時間修復，這個過程要養，不可以貪快。百病由貪而起，大部份病都是貪吃出來的，太積極運動也是貪，會令身體酸化，所以也一樣傷身。）

三十二、大病自救法：一）、不要怕死，決信我這個病非但可以養好，並且身體可以格外健康，保證長壽。因為自己機體中本有特具的能力，不是空言的安慰；二）、相信不用醫藥或靠何種營養食品，一定有自己除病延年的妙法；三）、從今日起，我決定不許再去打擾我那病體，不許想着我那個病是如何病的，好壞都不許去計較它，只做個無事人；四）、在這修理期內，不許想念工作，也不許悔恨喪失了時間和工作，專心一致，否則又遲誤了。

（**嚴浩按**：老大夫推行用散步、安心、食療改善健康。老大夫的年代沒有「生物共振儀」，建議在開展食療前先去「食療主義」做一個測試，為自己度身訂做一套適合自己的食療，享受現代科學帶來的理性與安心。）（老中醫秘方之十）

壯陽秘方

續與你分享老中醫的養生之道。

三十三、不要天天想着吃甚麼補陰，吃甚麼壯陽。記住，運動就可以生陽；散步就可以生陰。陰為陽之母，陽為陰之用。

（**嚴浩按**：這真是為我國人對症下藥，國人進補幾乎只知道補腎，其實心理大都想壯陽，是藥三分毒，身體愈補愈糟糕。記住老大夫的話，每天適當運動就可以生陽，每天散步就可以生陰，意思就是為細胞增加氧氣，這樣血液運行就有力。氣脈從人體後面的腳跟升起到頭頂，為之升陽，人的陽氣興旺就健康，就用在了五臟六腑上。老大夫說的「陰為陽之母，陽為陰之用」就是這個意思，是道家的用功原則，從前是不傳之秘。）

三十四、為了養生而死的，佔十分之三。到底是怎麼回事？是因為太愛惜自己的身體了。為了這副臭皮囊，怕受辱，怕受寵，怕吃虧，怕上當，瞻前顧後，左顧

為了養生而死的，佔十分之三。到底是怎麼回事？是因為太愛惜自己的身體了。

右盼，擔驚受怕，患得患失……這樣，他那顆心整天縮成核桃樣，像是被狗反覆啃過，怎能不死？愈怕死，愈死得快。你要是養生，就得不怕死。只有不怕死，才能遠離死。真正不怕死的人，走路不會遇上老虎，就是遇上老虎也不吃他。打仗遇不上刀槍，就是遇上，刀槍也不傷他。為甚麼？因為他不把死當回事，不怕死，死也就沒法了。

（**嚴浩按**：老大夫的養生目的不是為了長壽，而是為了「修道」，「道」是甚麼？這問題可以很難回答，也可以一言以蔽之：留意心的狀態是入道方法。道心的反義詞是心亂，心亂身體就病。學會觀察心、駕馭心，結果就是健康長壽。）

老大夫：養生，並不是修道的目的，但是修道的人已經看透了生死，所以不再怕死，既然已經不再怕死，那麼死也就不再是問題。生死這一關過去，還有甚麼過不去的？因此，修道的人能夠長生。一心想着長生，反而死得快。長生不是修道的目的，它只是修道的附帶現象。

三十五、靜養法：安坐（臥）在床上，把身心一齊放下，自己渾身如溶化，不許用一絲氣力，好像沒有這個身子似的。呼吸順其自然，心也不許它用一點力，一起念便是用力了。把心安在腳板底，此是引火向下，引水向上，自然全身氣血順暢。

（**嚴浩按**：我上文介紹過的「運用靜坐（臥）入睡秘法」與老大夫的方法如出一轍，老大夫建議把注意力放在腳底，建議實行者兩個方法都試試，同時留意身體的反應。這個方法我自己晚上入睡前都做，當催眠。）（老中醫秘方之十一）

人好比風箱

老中醫的分享還有最後一部份。

三十六、人在鬆靜的狀態下，慢慢深呼吸就能體會到人和天地精微之氣的交換：在吸氣時，實際上除了肺在吸氣，整個身體是在把體內的氣向外排，即把人的氣釋放到天地中；而肺呼氣時，實際人是在通過全身的毛孔吸收天地的精微之氣。這大概就是老子所說的「天地之間，其猶槖籥乎」。（槖籥，廣東發音「駝藥」，普通話發音「駝越」，這裏是譬如風箱，天地之間好比風箱。）

在鬆靜的狀態下，慢慢深呼吸就能體會到人和天地精微之氣的交換……

（**嚴浩按**：老大夫的精華語錄中有不少寶貴的實戰經驗分享，以上這一句話沒有十年、二十年以上的功力絕對說不出來。當靜坐到了一定的功夫，在鬆靜的狀態下，會出現不知道是在呼氣還是吸氣的狀態，老大夫在這裏解釋得很清楚：當肺在吸氣，整個身體是在把體內的氣向外排，當肺在呼氣時，實際人是在通過全身毛孔吸收天地的精微之氣。

我練七輪呼吸時候也練過這樣的呼吸方法，開始時用意念幫一下自己，想像人成為一個無形宇宙，在呼氣時宇宙無限膨脹，同時一個更膨大的宇宙從無限遠處迅速聚攏在身上。反過來當肺在吸氣，宇宙便無限聚攏在身上，同時一個更膨大的宇宙從體內迅速膨脹至宇宙之無限遠處。

老子是中國道家的祖師爺，他說天地之間就好像風箱，人與萬物活在呼吸之間。呼吸是生存的第一重要，連植物也要呼吸，把植物關在空氣不流通的房間也會死掉。天地也在呼吸，天地有自己呼吸的頻率。老大夫在養生與治病的經驗中不斷提到與靜心有關的內容，靜心與呼吸息息相關，心靜呼吸便深，對健康的好處也就更大。）（老中醫秘方・完）

「養陰」指哪個部位？

有很多人對「養陰」感興趣，到底老祖宗說的「陰」是指身體哪一個部位？怎樣才可以「養陰」？

前文說過，一百十二歲的老大夫教我們「運動就可以生陽，散步就可以生陰，陰為陽之母，陽為陰之用。」這裏說的「陰」，除了帶氧運功增加細胞的氧氣，還指身體中一組無比重要的神經——自主神經。人體的神經粗分為兩種，一為體性神經，一為自主神經，體性神經是大腦管得到的神經，自主神經則是大腦管不到的神經，又叫自律神經。

所謂自主就是不聽話的意思，不要以為你的身體聽你的話，身體有超過一大半部件輪不到你管，譬如你可以管你的手腳運動，管你的嘴巴、眼睛開合，但你可以管你的唾液、眼淚、汗液分泌嗎？可以管毛髮生長嗎？可以管心臟跳動嗎？可以自主高潮嗎？你連睡眠都無法管，睡不着就是睡不着，還有顫抖、起雞皮、消化、製

深長的呼吸啟動了副交感神經的自癒作用，由於副交感神經歸大自然之母管，這樣你在無意間便啟動了道家所追求的天人合一的秘密按鈕！

造荷爾蒙、胃液分泌等等，你全無法管，身體中一切你無法管的現象、動靜，都歸大自然管，大自然在身體中的代表叫自主神經。

自主神經又分為交感神經與副交感神經，兩者的作用是相反的，交感神經負責加油，副交感神經負責煞車，大腦生出一個跑的意念，交感神經當即激發，導致連串不受控制的現象：心跳加速、呼吸變快，伴隨流汗增加；待運動停止，副交感神經立即接棒，讓心跳減速、呼吸變緩慢，流汗逐漸停止。

「陰為陽之母」，大自然在身體中的作用為之「陰」，大自然之母永遠是你的主人。

自主神經中的副交感神經掌管身體的自癒，不要被這個「副」字欺騙了，如果知道其重要，便應該正名為「自癒神經」！但要為自癒製造條件，副交感神經所管轄的身體部份被老祖宗稱為「陰」，與大自然的聯繫最直接。

重溫一下老大夫說的「散步就可以生陰，陰為陽之母」。散步可以生陰，因散步時心情放鬆了，副交感神經只在心放鬆的時候才有機會發揮自癒功能，全身細胞於是有機會暢快呼吸，吸收的氧氣成倍增加，心跳變得正常有力，自癒功能同時被啟動，體液運行變得流暢，最快見效的是排便與睡眠。

老大夫一再強調靜心有利健康，真實的情況是：靜心使呼吸深長，深長的呼吸啟動了副交感神經的自癒作用。由於副交感神經歸大自然之母管，當深長的呼吸啟動了副交感神經，你在無意間也啟動了道家所追求的天人合一的秘密按鈕！

身體中的自癒軟件

自主神經包括交感神經與副交感神經，交感神經以脊髓的胸部與腰部為中心，作用於皮膚、血管、內臟等，並廣泛分佈於如心臟、肺、食道、胃、腸、肝臟、腎臟、膀胱、生殖器等身體器官。副交感神經是以腦神經末梢及脊髓下方的仙髓為中心，作用於身體各器官，廣泛分佈於如心臟、肺、食道、胃、腸、肝臟、腎臟、膀胱、生殖器等身體器官。

自主神經系統從零歲開始便默默運作，不管任何狀態它都在工作，其中管自癒的副交感神經必須在放鬆的條件下才有機會正常運作，如果反自然而行，就會出現

「自律神經失調症」，叫人無法入眠，還出現各種幻覺。

人體需要通過散步啟動性命攸關的自癒神經系統，即副交感神經，只靠口服食療不夠。

大自然做人，也在人體內裝了一套叫副交感神經的自癒軟件，這套軟件好比天綫，每天晚上入夜後自動開啟，讓人從大自然中直接充電，天綫從入夜後一直開到早上五點，為了達到最佳效果，身體必須進入優質睡眠狀態。

現在簡短地小結一下：每天散步和每天晚上早點上床（十一點以前），都可以啟動自癒神經系統。還有一個啟動自癒神經方法——吐納按摩，這方法早已被蘇東坡發揚光大。方法：放鬆地坐在椅子上，不要靠，背要挺，腰要鬆（這一點很重要），雙手分放在兩膝上，頭頸正直，下巴微收，眼半閉，先深深一吸到小腹，徐徐吐出濁氣，隨後自然呼吸，意守小腹丹田。稍坐片刻，上下牙齒微微咬緊，舌頭上下左右攪，要用一點力，重複十多次之後，把口中津咽徐徐吞下。稍坐片刻，緩緩扣齒三十次，然後舌輕抵上顎，靜靜地數呼或吸的次數，從一數到十，再從十數到百，數時要專心，計清數目，坐的時間愈長愈好。

他說：「無事此靜坐，一日是二日，若活七十年，便是百四十。」無事常練這

大自然在人體內裝了一套叫副交感神經的自癒軟件，每天晚上入夜後自動開啟，讓人從大自然中直接充電……

個方法，整日精神抖擻，腦中不會缺氧，四肢也有力，蘇東坡是通過呼吸啟動了副交感神經，從大自然中直接充電，所以他可以活一日等於人家的二日。後來他被流放到瓊島，即今天的海南島，在無醫無藥的情況下，還是活到六十歲後。

面對壓力像隻受傷野獸

其實我們對自主神經中的交感神經並不陌生，不過從前用另外一名字出現：「打或者跑」（fight or flight）神經！

遇事只有兩個反應，不是打就是跑，生活充滿了壓力，面對壓力好像一隻受傷的野獸，有這樣的心理反應，是因為我們實在太疲倦，太需要休息，從醫學角度叫「自主神經失調症」，引起腎上腺分泌失衡，徵狀包括無法入眠、偏頭痛、胃痛、皮膚病、便秘、高血壓、易怒、怕與人交往、心律失衡等。

一個副交感神經做主導的人，身體健康，富有創意，有人緣。

對比起自主神經中的副交感神經，由於副交感神經其實是我們的自癒神經，所以也有一個別名叫「休息和消化神經」，很生動立體，這樣兩組神經的功能已很清楚了。

兩組神經也有相對的食物。如果有「自主神經失調症」的傾向，不要吃富含鈣質的食物，要多吃含鎂和鉀礦物質與維生素B群的食物，這種營養補充劑在「食療主義」都有。從日常食物中，要堅持食用大量新鮮蔬果，生吃效果最好，多吃雞蛋。一個副交感神經做主導的人，身體健康，富有創意，有人緣。

溫水、熱湯、細嚼慢嚥支持副交感神經運作。平時不要服用冰冷飲食，避免油炸食品、罐頭食品、醃製品、泡麵、高鹽、高糖食物。多吃大蒜、洋蔥、漿果類（藍莓、草莓等）、番茄、西芹、布緯食療等。散步、太極、氣功、單車、游泳等含氧運動要常做。經常泡腳、泡澡，「食療主義」的泡浴粉和蒜頭水可以幫助我們支援副交感神經。（參考：Dr Nicholas Gonzalez, 'One Man Alone', 'Origin of Cancer'）

第六章

女人有秘方　凍齡又健康

牛津大學的文章，給女人提出十六條健康指南：

一、戒汽水；二、勿過份減肥；三、多吃香蕉；四、少飲酒；五、三十歲前完成生育；六、堅持舉啞鈴；七、注意胃腩；八、照顧性高潮；九、勿過度清潔；十、服用短期避孕藥；十一、喝紅茶；十二、服食葉酸；十三、少用激素作治療；十四、勿吸煙；十五、多曬太陽；十六、小心藥物處方引致的副作用。

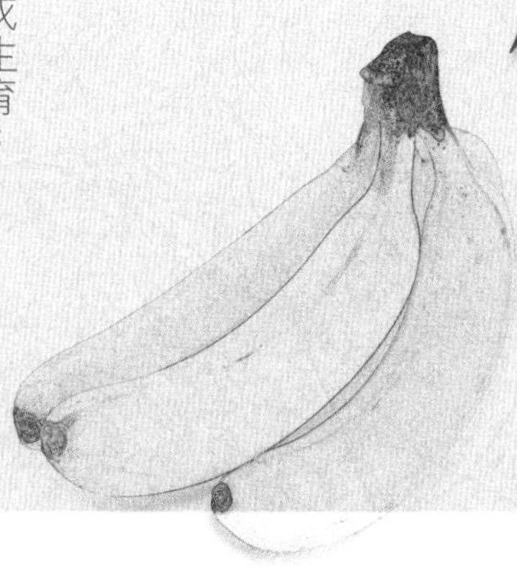

女人原來要多吃蕉

網上有一篇來自牛津大學的文章，科學家通過對一百三十萬女性長達十三年的追蹤研究，發現女性的許多疾病與生活方式有直接關聯，由此給女人提出十六條健康指南。

一、汽水No！No！No！可樂等碳酸飲料中含有磷酸鹽，嚴重影響鈣的吸收，一周喝五罐汽水，包括四罐可樂，年齡較長的女人，骨質密度降低百分之四！

（**嚴浩按**：我認識不少女子只喝汽水，有些五十歲不到就開始有腦退化、有幻聽和幻覺。）

二、不要太瘦。理想的體重指數約為二十四，體重指數BMI的計算方法為：體重（公斤）除以身高（米）的平方。如果低於這個體重，就會影響生育。例如體重指數小於18.5的女人，懷孕的概率會更小。此外，體重指數小於十九的女人更易患上骨質疏鬆症。

女人最好一周吃四至十一根香蕉。

三、多吃香蕉。四分之一的中年女人有抑鬱和焦慮。

（**嚴浩按**：這個數字很驚人，抬頭看看周圍，每四個五十歲左右的女人中，就有一個有抑鬱和焦慮，更令人擔心的是，自己可能並不知道。）這是因為體內缺乏「快樂激素」，即複合胺。複合胺的缺乏是因為攝入氨基酸、色氨酸不足，人體無法合成這種氨基酸，只能通過食物來攝取。補充色氨酸要多吃火雞、乳酪、李子和香蕉等。因此專家建議，女人最好一周吃四至十一根香蕉。

以下是原文連結：http:\\www.millionwomenstudy.org\

http:\\www.dailymail.co.uk\health\article-1166002\The-health-commandments-women-know-based-research-examining-MILLION-us.html

（**嚴浩按**：香蕉愈熟愈好。所謂快樂激素大部份是從大腸分泌出來，想大腸健康必須注意飲食健康，同時一定要做運動，特別是下蹲運動，能有效使身體分泌出青春荷爾蒙，這些其實以前都寫過了。）（女人秘方之一）

乳房不喜歡酒精

四、少飲酒。女人每天喝一杯酒，患乳腺癌的機率就從9.5%升至10.6%。此外，喝酒也可能引發其他癌症。目前，專家還沒有明確給出飲酒量的安全範圍，但他們建議盡量不喝或少喝。

（**嚴浩按**：對於酒的意見，專家有不同意見，有時互相矛盾，自己小心為上。）

五、在三十歲前完成生育。研究發現，女人在二十歲至三十歲之間生孩子，乳腺癌發病率會降低百分之七。以母乳餵養十二個月，乳腺癌等疾病發病率將降低4.3%。這是因為懷孕和哺乳可降低雌激素水準，也意味着降低患癌症的風險。同時，膽囊疾病的發病率也會降低百分之七。以母乳餵養超過十三個月，女人患風濕性關節炎的風險會減半。

六、堅持負重訓練。一生當中，七成的女人都會遭遇背痛。如果你正經歷着疼痛，最好的緩解方法是多做啞鈴和槓鈴運動。美國專家建議，背痛的女人至少要堅

女人每天喝一杯酒，患乳腺癌的機率就從9.5%升至10.6%。

持做十六周的負重運動，其中百分之十二的時間要做有氧運動，也能幫你緩解背痛。

（**嚴浩按**：啞鈴和槓鈴運動運動了大肌肉群，所以也能使身體分泌青春荷爾蒙，原因與下蹲運動一樣。）

七、當心胃部脂肪（即肥胃腩）。臃腫的胃部不僅難看，而且暗藏健康隱患，有一成的人因而患有腸躁症。

（**嚴浩按**：腸躁症即經常性腹瀉。有朋友從年輕時代開始就每天瀉肚子，到五十歲以後，眼皮逐漸無法張開，有一邊眼皮經常垂下蓋着眼睛，另一邊垂下來一半。腸躁症從戒口開始，主要是麥製品、奶製品與冷飲，否則任何醫生都治不好。）

更須警惕的是，臃腫的胃部往往是卵巢癌的徵兆，並且百分之七十至百分之七十五的可能性是癌症已轉移到腹部。如果胃部脂肪明顯且持續腹脹，必須及時就醫。（女人秘方之二）

女人一年需要幾次性高潮？

八、女人一年需要幾次性高潮？

如果女人一年當中能有兩百次性高潮，那她的生理年齡就會年輕六歲。性生活的頻率與整體健康狀態相關，能夠讓人從中獲得更多的健康益處。

（**嚴浩按**：哈哈！一年三百六十日，一年需要兩百次「健康運動」，每次運動還必須有高潮，那差不多每一天半便來一次。這個牛津大學的科研報告真是害人匪淺，從此以後所有女人都在枕頭下有一本帳簿，記錄：今天你欠我一次，昨天欠我兩次，加上前天、大前天……你已經欠我N次，如今根據牛津大學的健康指南，將來使我無法青春常駐的元兇就是你！而男人看見床就腳軟，還要吟詩，詩云：「鋤禾日當午，汗滴禾下土……」不過，鑒於香港是世界上性生活最貧乏的地區之一，要求女人一年當中有兩百次性高潮，等於是科幻電影，這個牛津大學的報告只可以當做鞭策鼓勵，建議不要當真的照辦，否則一街女人要夾着電池上班……）

性生活的頻率與整體健康狀態相關，能夠讓人從中獲得更多的健康益處。

九、不要太乾淨。

美國微生物學家通過大量研究得出結論：用普通肥皂和水洗手就足夠了，抗菌產品反而會引起反作用。現在抗菌產品已經廣泛進入人們的生活，像各種除菌香皂、洗手液和沐浴液等。女人作為家庭主婦，為了家人的健康，往往會使用這些產品，但這並沒有讓人們遠離流感和感冒，反而打破了體內的菌群平衡，並減弱了人體對細菌的敏感度，使病菌在體內大肆作亂。在人體消化和營養吸收系統中，大多數微生物對維護健康十分必要，經常使用抗菌產品，令這些有益的微生物難以生存。

（**嚴浩按**：一些微生物是腸道中益生菌的食物。服用益生菌好像刷牙一樣每天必要，但要服用針對個人體質而且只溶在腸道中的益生菌，這樣才有效，這種優質產品連日本也沒有，可能全香港與大陸只得「食療主義」有代理。）

十、長期服用短效口服避孕藥。

此次研究進一步得出結論，短效口服避孕藥能降低子宮癌患病率，而且在停藥後三十年內能夠繼續得到保護。研究顯示，女人連續服藥五年，患子宮癌的風險降低二成。連續服用十五年，患癌幾率可降低一半。

（**嚴浩按**：在這方面要自己注意，我的讀者中有長期服用避孕藥後經期無法正常，也有無法懷孕的，年紀都是三十歲以下。降低子宮癌患病率的方法很多，沒有必要服用避孕藥。首先要飲食、休息正常，要適當運動，飲食中包括健康的植物油，譬如冷榨亞麻籽油、椰子油，還有各種堅果等，都很有效。經常服用布緯食療更是治標又治本，保健毋須戒肉，但要多蔬果少肉。）（女人秘方之三）

女人一定要吃的食物

十一、喝紅茶。

牙齦疾病是導致心臟病的一個誘因。口腔中的細菌可以製造數千個微小血液凝塊，使動脈變窄，從而引發心臟病。

美國專家研究發現，紅茶能降低細菌活性，減少患牙病的機率，從而減少患心臟病的風險。紅茶不僅能殺死口腔中的細菌，還能產生一種酶，它能使糖轉化成一

紅茶能降低細菌活性，減少患牙病的機率，從而減少患心臟病的風險。

種黏性物質，起到堅固牙齒的作用。

（**嚴浩按**：油拔法加牙綫、加淡鹽水漱口，對維護口腔健康有立竿見影之效。）

十二、服食葉酸（Folic acid）。

為了預防新生兒出生缺陷，懷孕的女人必須在懷孕的前十二周，服食夠四百微克的葉酸。此次研究同時發現，女人補充葉酸能減少患黃斑變性的發生。目前，哈佛醫學院研究證明，在持續服用葉酸、維生素B_6和維生素B_{12}兩年之後，可以延緩器官衰老。

（**嚴浩按**：葉酸是一種水溶性B族維生素，對細胞的分裂生長及核酸、氨基酸、蛋白質的合成起着重要作用，是胎兒生長發育不可缺少的營養素，孕婦葉酸缺乏有可能導致胎兒出生時出現低體重、唇齶裂、心臟缺陷等。獼猴桃即奇異果含有高達百分之八的葉酸，據日本國立保健醫療科學院的葉酸情報網頁，一百二十克重的一顆奇異果含葉酸量有36.7微克。

孕婦一天需要多少葉酸？

孕婦每日需要四百四十至六百微克葉酸，食物中葉酸含量如下（每一百公克）：一）、雞肝，含一千三百微克；二）、牛肝，一千微克；三）、豬肝，八百十微克；

四）、毛豆，二百六十微克；五）、西芹，二百二十微克；六）、蛋黃，一百四十微克；七）、葱、納豆和各種椰菜，一百二十微克。

B族維生素攝入不足的表現，臨床表現有口炎、口唇乾裂、舌炎、鼻子黏膜容易破裂流血、易激動、抑鬱等徵狀。維生素B_6廣泛存在於肝臟、奶類、蛋黃、蔬菜、魚類、全穀和豆類。維生素B_{12}來源於動物性食品，肝臟、蛋黃、肉類和貝殼類。乳及乳製品中只含有小量。）（女人秘方之四）

想要生育，多曬太陽

十三、避免使用激素替代治療。

現在愈來愈多證據表明，荷爾蒙療法會增加乳腺癌風險，增加宮頸癌風險，增加卵巢癌機率。

（**嚴浩按**：還有暴斃的危險，不要用荷爾蒙療法，我已寫過很多次。）

十四、不要吸煙。

吸煙女人患病機率比不吸煙女人高出兩倍。菸鹼堆積在子宮黏液中，會降低身體對乳頭瘤病毒的抵抗能力，大大增加患宮頸癌的風險，還會破壞人體的免疫系統，不要吸煙，特別是女人。

（**嚴浩按**，要皮膚好就不要抽煙。）

十五、想要孩子，多曬太陽。

很多女人之所以出現不排卵現象，是因為缺乏維生素D，有一半的英國女人缺

避開強烈的太陽，不可以塗任何防曬霜，記得不超過二十分鐘。……

乏維生素D，其中百分之十二的人沒有固定的排卵期。耶魯大學的專家讓排卵期不規則的女人，通過曬太陽來補充維生素D。結果顯示，她們的排卵周期有了明顯改善。因此專家建議，想要孩子的女人，要保證每天曬二十分鐘太陽，就能獲得足夠的維生素D了。

（**嚴浩按**：避開強烈的太陽，不可以塗任何防曬霜，記得不超過二十分鐘，這些都是我曾說過的。）

十六、當心你的處方藥。

有些處方藥可能使皮膚對陽光更敏感，從而引發皮膚問題。這些處方藥包括抗生素、膽固醇類藥物、避孕藥、抗炎藥、治療痤瘡的藥，以及治療高血壓和糖尿病的藥物等。如果你正在服用它們，出門時一定要格外注意防曬。

（**嚴浩按**：通過與讀者超過一萬封來信互動，證明以上描述的病全都可以通過食療加上「食療主義」的生物共振能量平衡療法改善。）

順便介紹一個簡單的乳酪敷臉美白秘方，一些經常出鏡的朋友也常使用：每日用化妝棉浸優酪乳，敷在臉上十分鐘，記得要買原味的乳酪，不要加味道，不要甜，也要把剩下的乳酪喝掉。乳酪支持腸中的益生菌，腸健康人自然漂亮健康。要臉上皮膚白，必須從乾淨的內臟開始，多吃蔬菜、水果，喝蔬果汁，無事吃綠豆薏仁湯或是蓮子薏仁湯。薏仁有美白作用，不可以放白糖。防曬，多喝水，十一點以前上床，這叫美容覺。（女人秘方・完）

本書功能依個人體質、病史、年齡、用量、季節、性別而有所不同，若您有不適，仍應遵照專業醫師個別之建議與診斷為宜。

嚴浩秘方治未病

編著
嚴浩

策劃
喬健

編輯
林尚武

封面設計
朱靜

版面設計
萬里機構製作部

出版
萬里機構・得利書局
香港鰂魚涌英皇道1065號東達中心1305室
電話：2564 7511　　傳真：2565 5539
網址：http:\\www.wanlibk.com

發行
香港聯合書刊物流有限公司
香港新界大埔汀麗路36號中華商務印刷大廈3字樓
電話：2150 2100　　傳真：2407 3062
電郵：info@suplogistics.com.hk

承印
美雅印刷製本有限公司

出版日期
二〇一五年七月第一次印刷

ISBN 978-962-14-5816-2

萬里機構　　萬里 Facebook